全新增訂版

吞嚥力

吞嚥力尚未衰退之前，就該進行的吞嚥訓練，
一天5分鐘，快樂吃到老

吞嚥訓練協會理事長、耳鼻喉專科醫師
浦長瀨昌宏——著
陳光棻——譯

前言

吞嚥力一旦衰退，就會發生種種問題。其中最具代表性的就是「吸入性肺炎」。只要細菌隨著食物或唾液一起誤入氣管，就會引發吸入性肺炎。此外，意外死亡中最常發生的「窒息意外」，起因也是吞嚥力衰退。

此外，更痛苦的就是，再也無法開心地吃飯。不能吃喜歡的東西，無論是食欲或對生活的熱情都會隨之消退。為了避免發生這種狀況，就必須在還健康的時候就開始進行訓練，以防止吞嚥力衰退。

那麼我們需要什麼樣的訓練呢？

對目前仍能健康生活的各位來說，需要的訓練是理解吞嚥動作，並練習吞嚥的方法。絕大多數人，其實並不理解自己是如何吞嚥的。即使人類一天吞嚥要多達七百次，但幾乎所有人都不瞭解吞嚥動作。

但若是我們一邊摸著頸部的前側一邊吞嚥，就會發現有一個會動的部位。這個部位稱為喉頭（有喉結的地方）。所謂吞嚥動作，就是指喉頭上抬的動作。從動作原理來思考，只要能訓練到讓喉嚨能確實活動，就能有效提升吞嚥力。

讀完本書之後，請務必培養出真正的吞嚥力。

時隔五年，此次全書都進行了修訂。相較於前一個版本，這次針對「吞嚥方法」的衛教，做了更詳盡的說明。請讀過上一版的讀者們，也務必一讀。

＊本書是根據二〇一八年出版《吞嚥力》一書大幅增訂改版。

目次

前言……3

第1章 人人都可能吞嚥力衰退……9

什麼是吞嚥力
維持生命絕對需要的吞嚥力……10

吞嚥力衰退時
會罹患吸入性肺炎、窒息、失智症等致命疾病……12

什麼是吞嚥障礙
吞嚥力極端衰退的狀態……14

吞嚥障礙難以治療
因老化而陷入吞嚥障礙就為時已晚……16

急速增加的吞嚥障礙患者
正視現實採取必要對策……18

對應吞嚥障礙需要轉換觀點
藉由早期介入進行高程度的訓練……20

提早開始就能進行更有效的訓練
與以往預防性訓練的差異……22

三個步驟改善吞嚥力
掌握吞嚥原理進行訓練……24

理解吞嚥這件事
「吞嚥」是動作！
用大腦和身體理解動作……26

理解吞嚥動作
用大腦理解吞嚥動作……28

吞嚥訓練的核心
三步驟提高「吞嚥力」……30

專欄
Dr.浦長瀨的吞嚥訓練教室❶
吞嚥訓練的各種成效……32

第2章 你的吞嚥力，現在還可以嗎？

第2章 你的吞嚥力，現在還可以嗎？……33
吞嚥力的自我檢查❶
吞嚥力衰退的十大症狀
喉嚨積痰、音質變化是吞嚥力衰退的徵兆……34
吞嚥力的自我檢查❷
確認吞嚥力衰退程度的十項身體檢查
摸了就知道與「吞嚥力」相關的身體構造……38
檢查❶ 三十秒內能吞嚥六次以上……40
檢查❷ 感受到喉結抬起……41
檢查❸ 抬高喉結後能維持不動……41
檢查❹ 舌頭能確實活動……42
檢查❺ 能正常引發咽反射……43
檢查❻ 咬合正常……44
檢查❼ 頸部有柔軟度……45
檢查❽ 支撐喉頭的肌肉有柔軟度……46
檢查❾ 能持續發聲……47
檢查❿ 姿勢端正……48
專欄
Dr.浦長瀨的吞嚥訓練教室❷
造成誤解的「吸入性肺炎」報導……50

第3章 鍛鍊吞嚥力的三種訓練法

第3章 鍛鍊吞嚥力的三種訓練法……51
什麼是吞嚥訓練
牢記吞嚥動作，鍛鍊吞嚥肌……52
吞嚥訓練❶
記住吞嚥方法的訓練……54

吞嚥訓練❷
鍛鍊吞嚥肌的訓練……56
Step1 用吸管吸起飲料……57
Step2 把飲料短時間含在嘴裡……58
Step3 確實嚥下液體……59
Step4 讓喉結（喉頭）維持抬起……60
Step5 大力吐氣……61

吞嚥訓練❷
鍛鍊吞嚥肌的訓練 總整理……62

吞嚥訓練❸
鍛鍊舌頭的訓練……64
1 鍛鍊喉嚨與舌頭感覺的訓練……64
2 改變舌頭形狀的訓練……65
3 讓舌頭和喉頭連動的訓練……66

吞嚥訓練①②的詳細解說-1
用身體記住吞嚥方法，吞嚥力就會有顯著改善……68

吞嚥訓練①②的詳細解說-2
使用飲料讓訓練更容易……70

吞嚥訓練①②的詳細解說-3
能夠重現吞嚥動作……72

吞嚥訓練①②的詳細解說-4
能夠維持喉頭抬起並靜止不動……74

吞嚥訓練①②的詳細解說-5
上下活動喉頭……76

吞嚥訓練③的詳細解說-1
瞭解吞嚥時舌頭的功用……78

吞嚥訓練③的詳細解說-2
活動舌頭讓吞嚥更輕鬆……80

配合能力吞嚥訓練可以這樣搭配
配合「吞嚥力」進行訓練！……82
無法意識喉頭在動的人……82
能理解吞嚥動作但無法按意志重現的人……83
能夠按意志重現吞嚥動作，
但抬起喉頭後無法維持不動的人……84
抬起喉頭後能維持不動的人……85

圖解
與「吞嚥力」相關的構造與吞嚥食物的原理……86

專欄 Dr. 浦長瀨的吞嚥訓練教室❸
醫師與預防的遙遠距離……90

第4章 提高吞嚥訓練效果還可以這樣做……91

預防吞嚥障礙要有策略
在吞嚥力完全衰退前就要開始「吞嚥訓練」……92

吞嚥體操
進食前的暖身操
① 發音的訓練……94
② 深呼吸……95
③ 把頸部緩緩往前後左右活動……95
④ 肩部運動……96
⑤ 伸展背肌……96
⑥ 臉頰運動……97
⑦ 舌頭運動……97

附加訓練❶
端正姿勢的訓練……98

附加訓練❷
呼吸訓練……100

注意口腔照護
維持口腔清潔……102

讓口腔更容易分泌唾液
唾液是進食的潤滑液……104

確實攝取營養
年齡愈長，愈需要均衡攝取營養……106

姿勢要端正
保持正確姿勢，維持全身肌肉的均衡……108

專欄 Dr. 浦長瀨的吞嚥訓練教室❹
與修訂之前的吞嚥訓練方法的差異……110

第5章 因吞嚥力衰退所引發的危險疾病

第5章 因吞嚥力衰退所引發的危險疾病……111

吸入性肺炎❶ 被誤解的高齡者肺炎……112

吸入性肺炎❷ 高齡者肺炎許多原因都是「誤吸」……114

吸入性肺炎❸ 當吞嚥力衰退時，會出現什麼樣的症狀？……116

吸入性肺炎❹ 必須具備的肺炎預防知識……118

窒息❶ 窒息是最常發生的死亡意外……120

窒息❷ 預防誤吸、誤飲……122

窒息❸ 預防誤食、誤吸藥物……124

吞嚥障礙❶ 吞嚥障礙的診察方式……126

吞嚥障礙❷ 為何會發生吞嚥障礙……128

吞嚥障礙❸ 如何治療吞嚥障礙……130

吞嚥障礙❹ 我的吞嚥訓練與現行復健方法的差異……132

由口進食之外攝取營養的方法❶ 點滴、鼻胃管……134

由口進食之外攝取營養的方法❷ 胃造口……136

吞嚥訓練門診 面對吞嚥障礙的新嘗試……138

吞嚥訓練協會 透過多職類的合作預防吞嚥障礙……140

結語……142

第1章

人人都可能吞嚥力衰退

維持生命絕對需要的吞嚥力

什麼是吞嚥力

吞嚥力，指的是把食物或飲料從喉嚨送進食道的能力。

吞下或嚥下這個動作在醫學用語上稱為「吞嚥」。吞嚥力指的就是吞嚥機能，是我們維持生命最重要的機能之一。

無法吞嚥就無法進食

進食時必須進行三個動作，包括把食物放入口中（攝食）、調整食物的形狀（咀嚼），以及把食物吞下（吞嚥）。

在這一連串動作中，最重要的就是「吞嚥」。因為食物可以靠別人餵食，也能請別人幫忙把食物弄得方便入口，但吞嚥卻無法請別人幫忙，必須完全靠自己的力量。

也就是說，當無法吞嚥時，就無法進食。

或許各位不相信，現在有愈來愈多人「食不下嚥」，許多人都為無法正常由口進食的「吞嚥障礙」所苦。

為什麼會發生這樣的狀況？

吞嚥乍看之下很簡單，好像只要把食物放進嘴裡咬一咬，它就會自己流進胃裡。

但事實上吞嚥必須靠各個器官配合，在對的時間點動作，才能順利進行。因為我們抬起喉頭（喉嚨的一部分）、活動舌頭，把食物吞進肚子裡的時間僅僅只有〇．七秒。

吞嚥力會隨年齡增長而衰退

或許有人認為，只要不是罹患腦梗塞、帕金森氏症等疾病，吞嚥力應該就不會衰退。

的確，罹患這些疾病時，吞嚥力會大幅衰退。

但不患重病吞嚥力就不會衰退的想法，則是天大的誤會。因為喉頭與舌頭的機能，會因老化而減弱，所以，無關疾病，隨著年齡的增長，吞嚥力勢必會衰退。

我在耳鼻喉科看診時，很多患者的主訴都是喉嚨症狀。而當我用內視鏡（小型攝影機）檢查喉嚨時，經常會發現許多高齡者的喉嚨裡積滿了唾液，這就是吞嚥力衰退的證據。

一般來說，我們會一直不自覺地吞口水，以防唾液積在喉嚨。

但當喉嚨的感覺變得遲鈍、肌力變弱時，唾液就會開始積在喉嚨裡。報告指出，因喉嚨有異物感而到耳鼻喉科求診的人當中，約三〇%都有吞嚥問題，這就表示有這麼多人的吞嚥力已經開始衰退。

吞嚥力指的就是喉頭與舌頭的機能

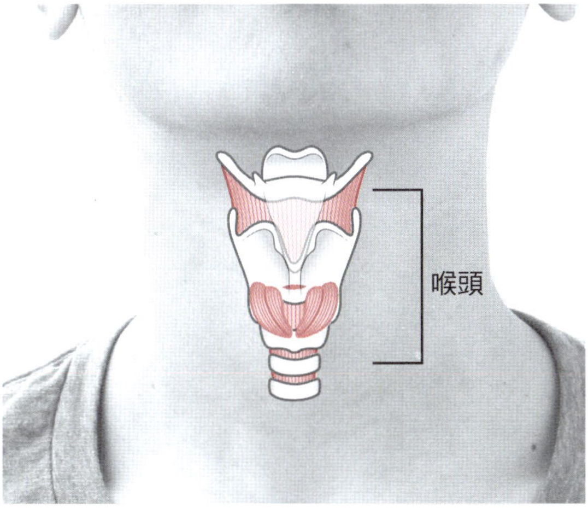

吞嚥力是人類維持生命最重要的機能之一，若無法吞嚥，就無法進食。
吞下東西的動作稱為「吞嚥」。理解吞嚥如何進行，就能提升「吞嚥力」。

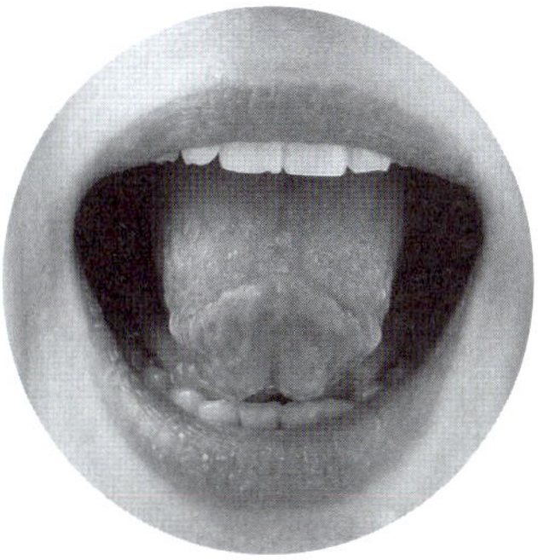

我們靠著靈巧地活動喉頭與舌頭，把食物吞下。

會罹患吸入性肺炎、窒息、失智症等致命疾病

你是不是覺得現在還能好好吃東西，所以很放心？但一旦吞嚥力衰退，可是會引發種種無法挽回的問題。

因「誤吸」而引發的問題

「誤吸」，指的是原本應該送進食道裡的食物或唾液，不小心流進氣管或肺部。當你無法動作流暢地吞嚥時，就會嗆到或是不停地咳嗽。這就是「誤吸」的症狀。

我們透過氣管將空氣送進肺部。所以當異物進入氣管時，就會造成呼吸機能異常。

①吸入性肺炎

吸入性肺炎是一種細菌隨著異物流入氣管，在肺部引發感染的疾病。在高齡的肺炎患者中，據說約有四○～五○%都是罹患吸入性肺炎。

②窒息

窒息，指的是大型異物進入氣管，導致無法呼吸的狀態。當呼吸停止超過五分鐘以上，就會對腦部造成重大傷害。

若吞嚥的時機不對，年糕、假牙等食物或異物就有可能跑進氣管，而不是食道。

因營養不良而引發的問題

若無法正常吞嚥，進食時就容易嗆到或哽住，食量自然就會變小，而一旦營養不良，對身體健康就會有全面性的影響。

若因為營養不良讓雙腿肌力衰退，就無法行走；若骨骼變得脆弱，就容易骨折；營養不良甚至還會導致大腦機能衰退。確實攝取均衡的營養，是健康生活不可或缺的要素。

①肌少症（Sarcopenia）

所謂肌少症，指的是肌肉量減少、身體機能衰退的狀態。因為吞嚥也是一種要依靠肌肉的動作，所以肌少症也是因為老化導致吞嚥障礙的原因之一。

想預防肌少症，就必須攝取足夠且適當的營養。因為如果營養不良，就無法維持身體的機能。

用走路、跑步等運動維持腿部肌肉固然重要，但也必須確實攝取蛋白質等肌肉所需的原料。

②失智症

與手腳一樣，大腦也是身體器官的一部分，也需要適當的營養補給。若營養不良，大腦機能就會衰退，思考能力也會變差。

正如大家所知，腦血管疾病、阿茲海默症等都有可能導致認知問題。而不好的生活習慣，就是導致這些疾病的原因。

提高活動量或運用腦力，對預防失智症來說非常重要，此外，確實攝取營養也同樣重要。

當吞嚥力衰退時

異物進入氣管……

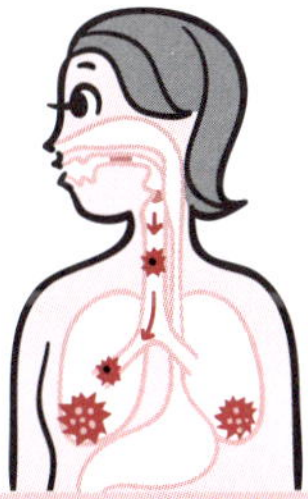
吸入性肺炎

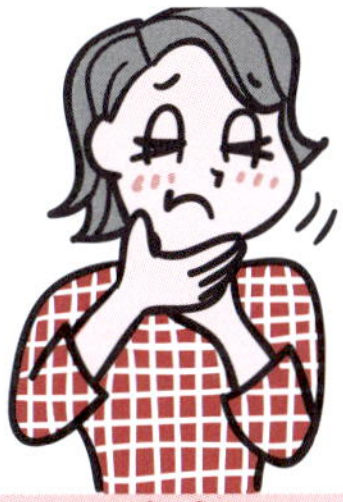
窒息

營養不良……

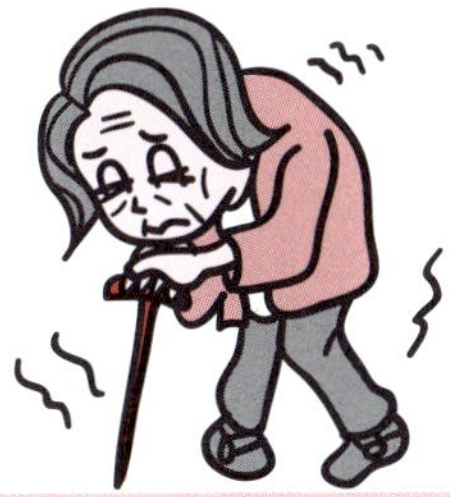
肌少症

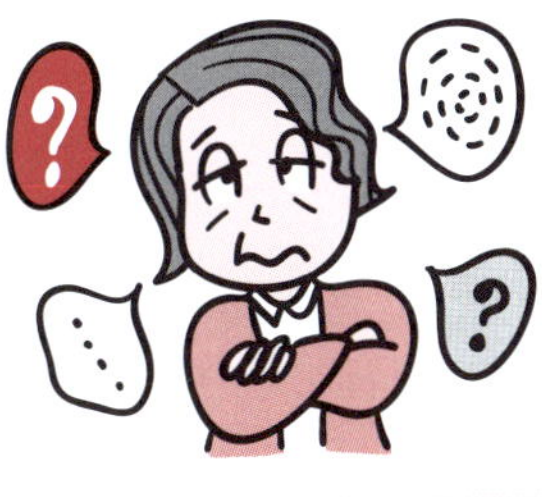
失智症

吞嚥力衰退時，罹患致命疾病或引發意外的可能性就會變高。

吞嚥力極端衰退的狀態

吞嚥力衰退到什麼程度可以到醫療機構就診呢？

吞嚥力逐漸衰退的狀態就稱為「吞嚥障礙」。

那麼吞嚥力要衰退到什麼程度，適合開始進行復健等的訓練呢？

有些簡單的檢查可以檢視吞嚥機能，其中之一就是，重複唾液吞嚥測試（參見下圖）。

請做看看這個測試。如果唾液不足，也可改成在嘴裡含茶或水。

能做到超過三次嗎？大概沒人做不到吧。

一般來說，吞嚥所花費的時間約為〇・七秒，如果三十秒內只能做兩次，機能就算是衰退得相當嚴重。

若達到連一般人眼裡都能看出吞嚥力明顯衰退的狀態，醫療才能介入。也就是說，如果吞嚥力只是稍微變差，就還不能接受復健治療。

吞嚥障礙患者的吞嚥力

重複唾液吞嚥測試

重覆吞嚥唾液，測試在三十秒內能做到幾次

- 能做到六次以上就沒問題
- 三至五次要注意
- 只能做到兩次或以下就是吞嚥障礙

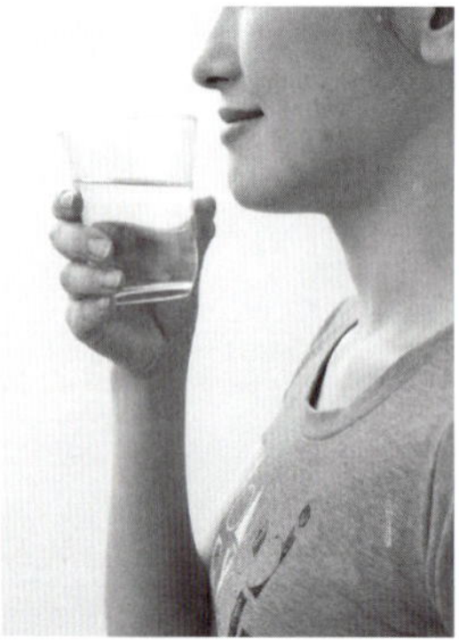

吞嚥力極端衰退的狀態稱為吞嚥障礙。在簡易檢查中，若三十秒內只能吞嚥兩次或以下，就算是吞嚥障礙。這是在一般正常生活中無法想像的嚴重狀態。

不知不覺間衰退的吞嚥力

吞嚥、呼吸等動作都攸關性命。因此，人類會在無意識間持續這些動作。舉例來說，人類一分鐘呼吸二十次，換算下來，平均一天呼吸高達兩萬八千八百次。

那吞嚥呢？

為了維持喉嚨乾淨，人類一天吞嚥多達七百～一千次。但我們對於呼吸和吞嚥的次數如此之多卻沒有任何真實的感受，因為這些動作都是在無意識間進行的，自然也會覺得能做到是理所當然。

然而，吞嚥力一定會因老化而衰退。

有一項研究，針對六十歲以上，且並無患有任何可能導致吞嚥障礙潛在疾病的高齡者（平均六十八・二歲），以內視鏡觀察他們在吞嚥時喉嚨的內部。結果報告指出，吞嚥力衰退、唾液積存在喉嚨裡的人，佔了整體的六十五％，無法一次就吞嚥完畢、吞嚥物仍殘留在喉嚨裡的人高達五十八％。實際上，在耳鼻喉科的門診裡，很多主訴有痰積在喉嚨裡的人，其中有相當高的比例，都是沒有完全吞下的唾液積存在喉嚨裡。

一般會認為要到無法正常進食才是吞嚥障礙，但在那之前吞嚥力其實已經衰退了。

超過七十五歲後，幾乎所有人的吞嚥機能都有或多或少的衰退。即使自認還沒有問題，隨著年齡增長，吞嚥力在不知不覺間也一定會逐漸衰退。因此，千萬不要覺得吞嚥障礙事不關己，要儘早採取對策。

即使是健康的高齡者也都患有吞嚥障礙

吞嚥內視鏡檢查	
唾液積在喉嚨裡 （會厭谷、梨狀窩積有唾液）	65%
吞嚥反應變慢 （聲門緊閉反射、吞嚥反射減弱）	47%
無法確實吞嚥 （咽頭清乾淨的機能衰退）	58%

健康高齡者63名 年齡60～87歲（平均68.2歲）
兵頭政光：吞嚥機能伴隨年齡增長的變化模式。〈耳展〉，52: 282-288，2009。

因老化而陷入吞嚥障礙就為時已晚

或許各位會認為，等到無法吞嚥之後再治療就好。但若是因為老化而陷入吞嚥障礙，想復原到能夠正常進食，卻幾乎是不可能了。

主要有兩個原因：

①吞嚥障礙會惡性循環而日益惡化

一旦發生吞嚥障礙，就會連日常生活所需最起碼的能量都無法攝取，體力和抵抗力自然也會變差。也就是說，為了治療疾病，本應好好吃飯、增加體力的，卻連這件事都做不到了。陷入這樣的狀態後，不管怎麼努力治療，也難以恢復。

當雙腿肌肉變得衰弱，就會無法走路；當骨骼變得衰弱，就容易骨折，此外，連免疫力也會變差，所以動不動就容易感冒，或是引發嚴重的感染。

這樣就無法維持健康的生活，最終就會變成臥床。

而這樣的狀況又會讓吞嚥障礙更加惡化。不能刷牙時，就無法維持口腔清潔，變髒的唾液一旦流進氣管，就會引發吸入性肺炎。而且，由於全身肌力衰退，導致呼吸肌也變得衰弱，氣管無法順利

因吞嚥障礙引發的惡性循環

陷入吞嚥障礙時，因無法充分攝取身體所需能量，導致無法維持正常生活，也因此更容易引發肺炎等疾病。

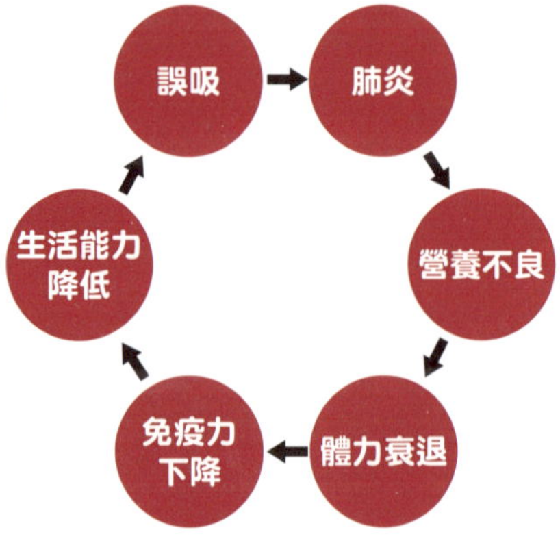

將異物排出。

換言之，一旦陷入吞嚥障礙，這樣的惡性循環會讓症狀愈來愈嚴重。所以，在陷入惡性循環之前，就必須防範未然。

②復健對吞嚥力改善有限

一旦發生吞嚥障礙，就必須開始進行吞嚥復健。聽到復健，一般的想像都覺得，只要進行復健，吞嚥機能很快就會獲得改善，但事實不一定如此。

吞嚥復健的內容，相當一部分是一邊觀察患者的狀態，一邊調整食物的形態、份量與進食的姿勢。也就是說，吞嚥復健大部分是因應患者的吞嚥能力，改變食物。在吞嚥復健中，因為教授吞嚥方法就讓吞嚥力提升的狀況並不常見。

若已無法吞嚥時，也只能用冰冷的棉花棒刺激喉嚨黏膜，或是讓患者進行發聲、活動舌頭等等的訓練而已。這並不是怠慢，而是因為也只能這樣。

且若患者需要醫療照護，常常理解力也已經變差，也無法再用說明的方式指導他們如何吞嚥。此外，由於吞嚥力已經衰退，即使還是能吞一般的食物或液體，仍有很高的機率會發生誤吸。這樣就很可能會引發肺炎或窒息等意外，自然也不能勉強患者吞嚥。

當然，復健還是必要的。因為若不進行復健，完全無法吞嚥的狀態一旦長期持續，吞嚥力就會更急劇衰退。也就是說，如果因老化而陷入吞嚥障礙，即使進行復健，吞嚥力仍可能日漸衰退，最終還是會無法由口進食。

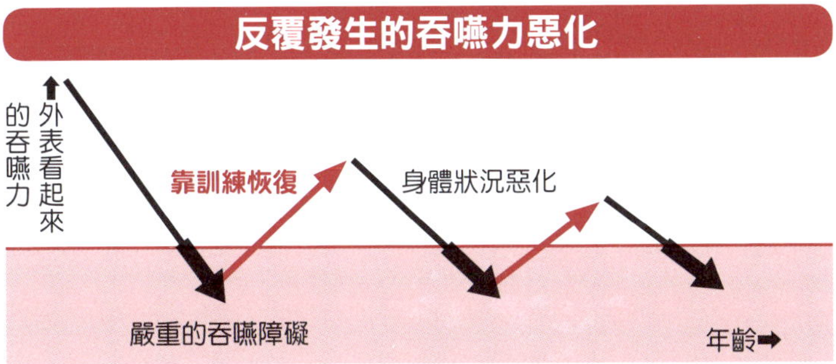

因老化而陷入吞嚥障礙時，「表面上的吞嚥力」就算靠復健恢復了，真正的吞嚥力也無法完全恢復，再度惡化的機率還是很高。當這樣的狀況不斷重複，吞嚥障礙就會持續發生。

正視現實採取必要對策

吞嚥照護，無論設施或人才都不足

陷入吞嚥障礙後，一天三餐的進食都需要協助，所以照護的時間自然就會拉長。此外，為了確實治療吞嚥障礙，醫師或語言治療師等各類人才也不可或缺，因此，隨著患者人數的增加，就會需要更多的人力。

但目前無論是照護設施或人才都不足。而且，將來隨著高齡化的進展，情況只會日益惡化。日本六十五歲以上的高齡人口為三五八八萬人（二〇一九年），約佔總人口的二八・四%。這意味著約有三成的日本人都超過六十五歲。當然，近來就算是六十五歲，許多人依舊健康硬朗，不會馬上就發生吞嚥障礙。然而，超過六十五歲後，喉嚨的力量確實會逐步退化。

而且，七十五歲以上的人幾乎吞嚥機能都會衰退，當到二〇三〇年時，七十五歲以上的人佔總人口的比例，會從十四・七%（二〇一九年）急速增加到十九・二%。伴隨著人口高齡化，吞嚥障礙患者正急速增加中。若患者人數按這個速度持續增加，要持續提供充足的醫療資源幾乎是不可能的。

日本政府是否能夠因應這樣的未來？因老化而陷入吞嚥障礙的患者，就算持續進行吞嚥復健，也只能勉強維持現狀，機能無法改善到能夠恢復吞嚥力。以成本效益來說，往後想必無法投入更多預算在吞嚥照護領域。

即使給予吞嚥照護，吞嚥力最終還是會逐漸衰退。因此，入住機構的人很多都是靠胃造口或鼻胃管來補給營養。以這樣的方法補給營養，在倫理上、經濟上是否正確仍待商榷。歐美國家已經不再採用胃造口作為延命處置，考量到高齡化的現況，日本或許也會和歐美國家一樣，會將無法吞嚥視為大限已到了吧。

達到理想的吞嚥照護已成為社會的負擔

吞嚥照護能讓高齡者儘可能都由口進食，這的確很重要。但是，目前吞嚥照護的內容，幾乎都是提供容易吞嚥的食物，或是在進食時提供協助而已。由於幾乎沒有患者可以自主努力的地方，於是吞嚥照護的完善程度往往都取決於協助者介入的程度。這樣一來，愈是想要做好吞嚥照護，就等於是強迫協助者愈要努力。

當高齡化程度加速，協助人手嚴重不足時，讓所有人都能由口進食的目標，門檻就會過高。如果我們嚴格要求遵循吞嚥照護的內容執行，機構或許就會無法運作，甚至不再接受患者入住。若理想的吞嚥照護被視為理所當然，照護工作回到家人身上，甚至還有可能導致家人無法繼續工作，家庭生活面臨崩潰等的危險。若實現理想吞嚥照護所需要的幫助完全仰賴協助者的努力，負擔是超乎想像的。設定高目標固然重要，但當高目標成為義務時，對社會而言就會成為過高的門檻。

考慮到將來，在吞嚥力衰退之前，靠自身的力量維持改善吞嚥機能，對整體社會而言也是極其必要。

日本未來年齡別人口占比〈總人口比〉(%)

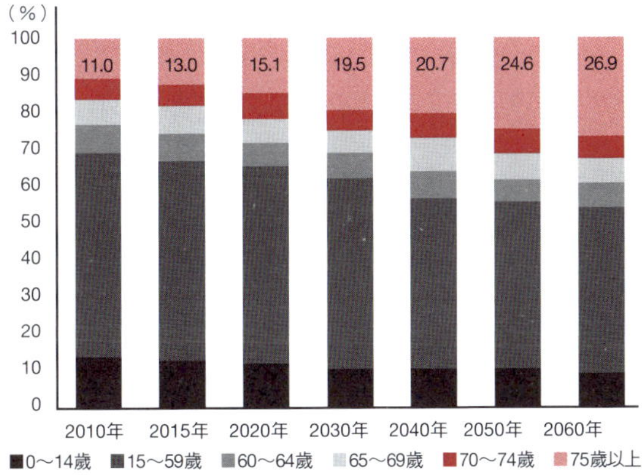

●二〇一五年版高齡社會白皮書

進食・吞嚥障礙患者比例(%)

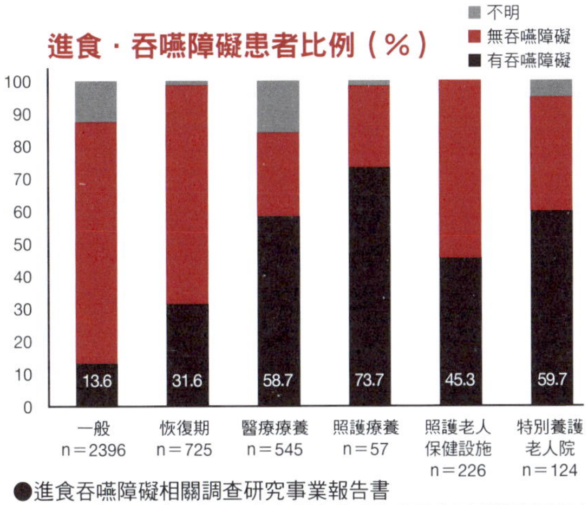

●進食吞嚥障礙相關調查研究事業報告書
平成二十四年(二〇一二年)獨立行政法人國立長壽醫療研究中心

藉由早期介入進行高程度的訓練

從「因為無法吞嚥而訓練」轉換為「在還能吞嚥時就訓練」

過去的吞嚥照護，都是以增加食物稠度這類「讓患者吃容易吞嚥的食物」為主要方向。但遺憾的是，就算持續進行這類協助，吞嚥力也無法改善。舉例來說，因為一走路就容易跌倒，所以將家中改造成無障礙空間。只要消除了高低差，或是設置了電梯，應該就不再會跌倒了。然而，患者也因此不再爬樓梯，或是在家中步行的機會減少了，步行機能自然也只有衰退一途。

同樣地，若因為嗆到的頻率增加了，就增加食物的稠度，那吞嚥力也會更加衰退。不過，若因為知道這個情況，硬要讓患者吞嚥，引發誤吸的機率很高，所以最終還是只能調整食物的形態或份量。

但若能在還能吞嚥的時候就開始訓練，就能順利進行訓練而不引發誤吸。實際上，一邊喝水一邊練習吞嚥方法，就能用身體去記住要怎麼吞嚥才不會引起誤吸。而且，反覆練習之後，就能打造一個能輕鬆吞嚥的「喉嚨」。

日本過去的吞嚥照護，由於不得不以很晚才開始訓練、理解力已經衰退的人為對象，因此幾乎都不做「吞嚥方法」的指導。

很多人都以為，只要還能吞嚥，就不需要進行吞嚥訓練。或是以為吞嚥照護是在已經很難吞嚥之後才需要開始。但只要因老化陷入了嚴重的吞嚥障礙，就沒有根本的改善方法了。因此重要的是，在還健康的時候就要開始訓練。

從「協助者進行照護」到「患者自主訓練」

無論花多少錢，都沒辦法請人協助完成吞嚥動作。由於「吞嚥完全要靠自身力量」，所以自己理解吞嚥的方法就至關重要。過去的吞嚥照護，很多時候都是由協助者幫忙，患者不需要思考，只需要反射性地吞嚥。但考量到「吞嚥完全要靠自身力量」的本質，若缺乏患者本人的意願和理解，只靠別人的協助，吞嚥力幾乎是不可能改善的。

吞嚥訓練是有有效的訓練方法的。愈早開始，就愈能理解吞嚥的原理，也愈有可能一邊喝水，一邊進行因誤吸危險性很高而無法進行的訓練。

提早開始訓練，也能減少介入人員的人數。過去的吞嚥照護需要具備醫療知識的專家來進行，是因為在吞嚥力已經衰退的狀態下容易發生誤吸。但如果能提早開始訓練，幾乎沒有誤吸的危險，所以由本人或周遭的人自行學習之後，就能安全地進行訓練。

吞嚥訓練要及早開始！

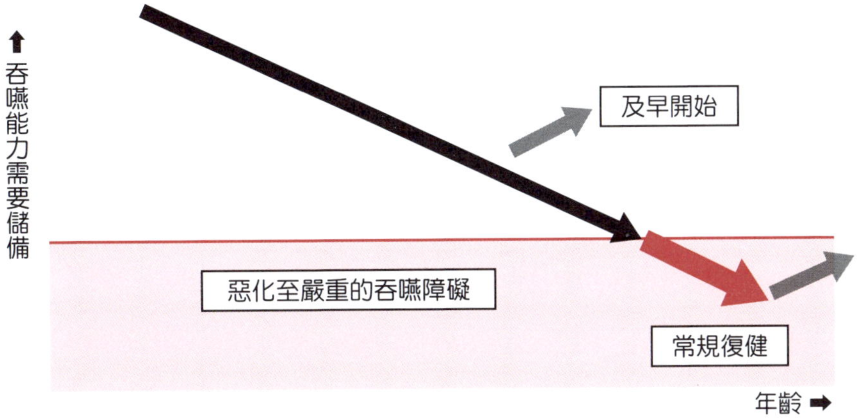

若及早開始就能，
①學習不誤吸的吞嚥方法
②培養能輕鬆吞嚥的肌肉力量（儲備能力）

與以往預防性訓練的差異

以往的預防性訓練「沒有在吞嚥」

在大眾媒體上，有愈來愈多報導提及吸入性肺炎。

電視上也會分享改善吞嚥機能的訓練。念「PA、TA、KA」，就能預防誤吸、唱歌就能預防誤吸、壓住下巴就能預防誤吸……。在我演講時，不只一次有人問到「電視上介紹的訓練真的有效嗎？」。

對此，我的回答是：「這些訓練並不是沒有效，但還有更有效的方法」。

電視上所報導的訓練有一個很大的缺點。

那就是「並沒有重現吞嚥的動作」。

想把歌唱得更好，最需要的練習就是唱歌。

任何事都是一樣的道理，某個動作想進步，最有效的方法就是，進行和這個動作同樣的動作。這是運動學習的特異性原則[1]。

據稱，唱歌能夠鍛鍊吞嚥力，但又不是邊唱歌邊吞嚥，所以很明顯的這樣的訓練也只有間接的效果。

為了有效地鍛鍊吞嚥力，真正需要的訓練就是「增加平時吞嚥動作強度的訓練」。

不過，這樣的訓練並不容易執行。因為絕大多數的人並不理解自己是如何吞嚥的，也很少人能按意志用力吞嚥。

因此，為了加強吞嚥力的訓練，首先必須從理論來理解吞嚥的動作、按意志重現吞嚥動作開始。

以往的預防性訓練是「所有人都進行同樣的訓練」

訓練必須要配合當事人的狀態。舉例來說，走路沒有問題的人，為了預防而進行訓練時，就必須練習爬樓梯或跑步等，增加腿部、下背部的強度。走路沒問題的人，像是做復健般扶著欄杆慢慢走，根本毫無意義。因為，配合每個人的能力需要增加的強度本來就不一樣。

遺憾的是，以往的預防性訓練，多半都沒有考慮到「因應能力改變強度」。大多的預防性訓練就是把吞嚥障礙重症患者所做的訓練，原封不動地照搬過來。

譬如有一個訓練是「PA、TA、KA、RA」的發聲練習。這個訓練是針對吞嚥障礙重症患者進行的訓練，而對於能毫無費力就發出「PA、TA、KA、RA」的人來說，無論練習多少次，因為強度過輕自然也不會有效果。

要進行預防性訓練，訓練的強度就必須超過平時吞嚥動作的強度。

註：

1 特異性原則（Principle of Specificity）是指訓練計劃必須針對個別項目的主要供能系統及參與運動的肌肉（群）而設計，而且活動的模式與實際的技術動作亦要盡量相同。當訓練的動作、使用的肌群越接近運動表現或日常生活，越有機會轉換到實際狀態。

如果想要強化吞嚥力……

更實用有效的
活動喉頭
轉動肩膀
伸出舌頭
唱歌
◎＞△
吞嚥訓練＝重現動作
唱歌或是舌頭體操＝間接訓練

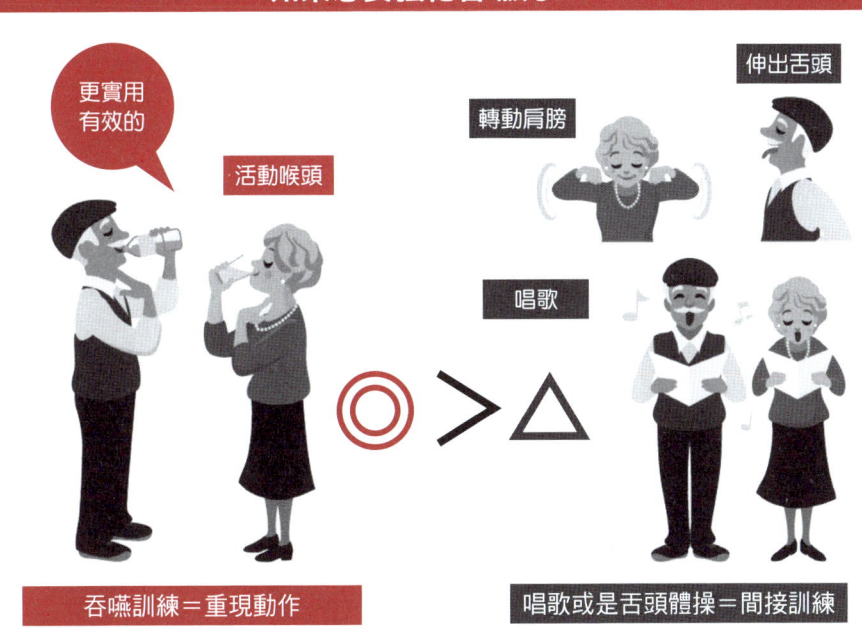

掌握吞嚥原理進行訓練

相信各位已經了解，為了擁有健康快樂的人生，維持吞嚥力有多麼重要。

那麼，該怎麼做才能改善吞嚥力呢？可以從以下三個步驟嘗試進行。

步驟一
理解吞嚥的原理

首先，要了解與吞嚥相關的身體構造，以及它們的運作方式。

各位知道喉頭嗎？吞嚥時，喉頭會升起，把食物送進食道。我們可以從頸部的表面摸到喉頭，吞嚥時可以感覺到它在動作。之後，再更進一步了解與喉頭連動的舌頭，以及牽動喉頭的肌肉之後，就能更具體地想像它是怎麼動作的。

若能理解身體的構造和機能，也會更容易理解訓練的原理，進而就會明白哪個部分該如何鍛鍊。

步驟二
掌握自己的吞嚥力

理解吞嚥的原理後，就要試著透過自我檢查掌握自己的吞嚥力。

吞嚥力衰退時，會出現各種徵兆。可能是喉嚨的症狀，也可能是肌力衰退，徵兆會以各式各樣的型態出現，不過自己往往很難發現。

在本書第二章，會整理出吞嚥力衰退時的症狀，以

改善吞嚥力的三個步驟

步驟一　理解吞嚥的原理

- 與吞嚥相關的身體構造（26、27、86至88頁）
- 吞嚥如何進行（28、29、89頁）

步驟二　透過自我檢查掌握自己的吞嚥力

- 症狀檢查（34至37頁）
- 身體檢查（40至49頁）

步驟三　藉由吞嚥訓練鍛鍊吞嚥力

- 確認是否能夠進行訓練（54至67頁）
- 配合個人的吞嚥力進行訓練（82至85頁）

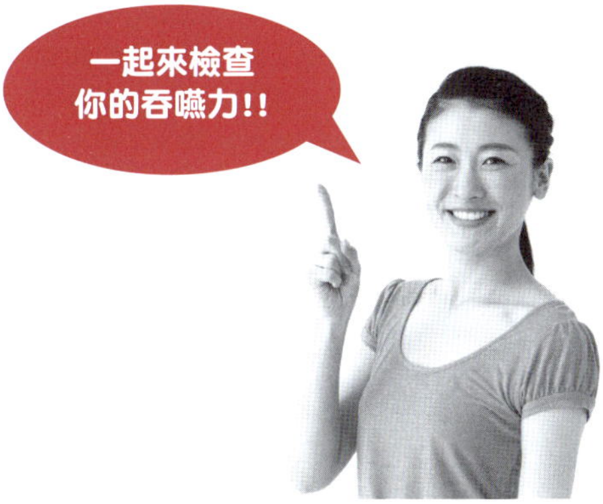

及身體會如何衰退。各位不妨透過自我檢查，好好地確認一下自己的吞嚥力。

步驟三
鍛鍊吞嚥力的吞嚥訓練

掌握了自己的吞嚥力後，接下來第三章就是藉由吞嚥訓練確實鍛鍊。

若什麼都不做，隨著年齡增長，喉嚨與舌頭的肌力一定會衰退，而且隨著肌力衰退，感覺也會變得遲鈍。

但若能給予適當的負荷，就算年紀大了也能增強肌力；若能給予刺激，感覺也會變得敏銳。鍛鍊與吞嚥相關的肌力與感覺，對維持吞嚥力來說至關重要。

吞嚥力在日常生活中就可輕鬆鍛鍊，讓我們一起每天一點一點地鍛鍊吧！

「吞嚥」是動作！用大腦和身體理解動作

吞嚥動作非常單純

吞嚥動作很簡單，就是「喉結（喉頭）適時地抬起」。

一般都說「吞嚥的原理很複雜」。不過那只是說雖然我們可以無意識地吞嚥，但其實它的原理很複雜。

舉例來說，呼吸並不是個困難的動作。我們可以輕易地按意志進行「深呼吸」就是證據。但是，因為控制神經和肌肉的機制極其複雜，所以雖然我們可以無意識地進行呼吸，但它並不是簡單的事。

吞嚥也是同樣的道理。

如果要說明吞嚥動作是如何反射如何進行，內容就會變得艱澀困難。不過，若是只考慮動作，就非常單純。但即使如此，還是有非常多人並不理解吞嚥的動作。因為與呼吸動作相較，我們幾乎不太會有意識地進行吞嚥。

首先，讓我們用大腦和身體來理解吞嚥的動作吧。讓我們藉由實際吞嚥，感受身體是如何動作的。

如果我們一邊摸著頸部前側，一邊進行吞嚥動作，會發現頸部前側會上下移動。這個動的地方就是「喉結（喉頭）」。接著，我們再摸著下巴的下側進行吞嚥。吞嚥的時候，下巴下側會變硬。此處就是抬起喉結的肌肉——吞嚥肌。此外，吞嚥的瞬間，舌頭會頂住口腔的上側。

只要能夠瞭解吞嚥時身體的動作，就能理解怎麼做才能順利吞嚥，不會嗆到。

確認吞嚥時的身體動作

愈年輕的人肌力愈強，也愈容易理解運用身體的方法。因此，訓練愈早開始愈有利。

實際用喝水反覆練習。重要的是要一邊吞嚥，一邊思考自己在活動哪些部位。用手去觸摸，或是用鏡子觀察頸部，會更容易理解。

請留意下列三個部位。

吞嚥時要留意的三個部位

舌頭

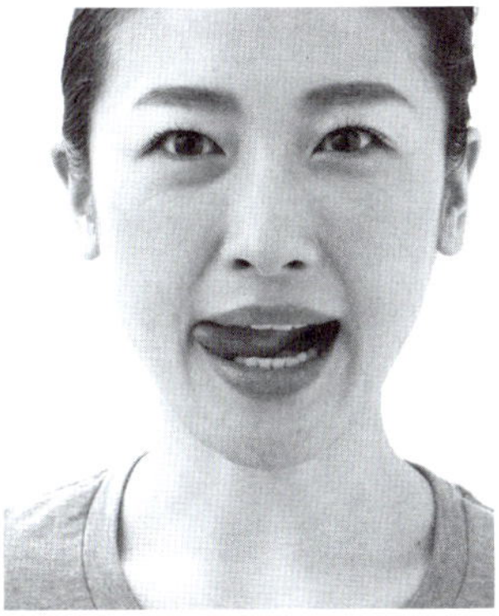

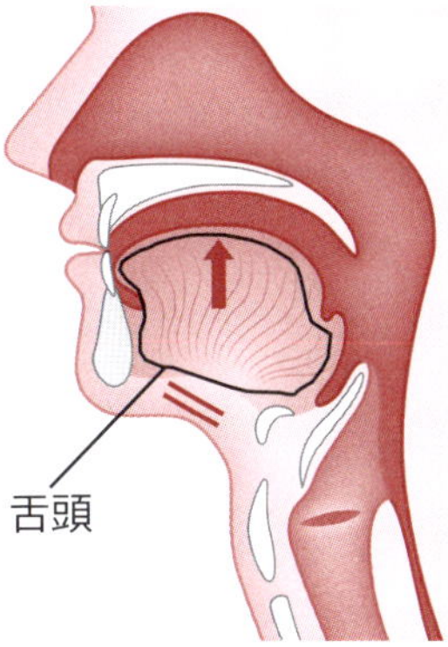

吞嚥肌

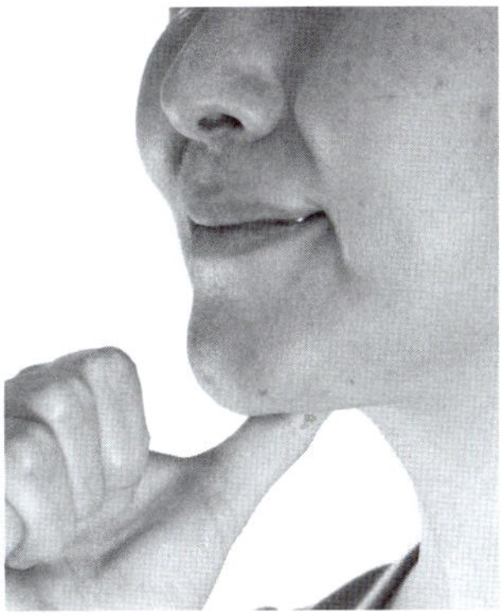

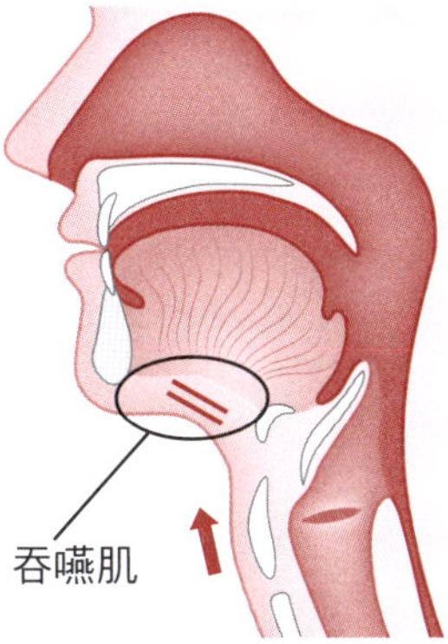

喉結

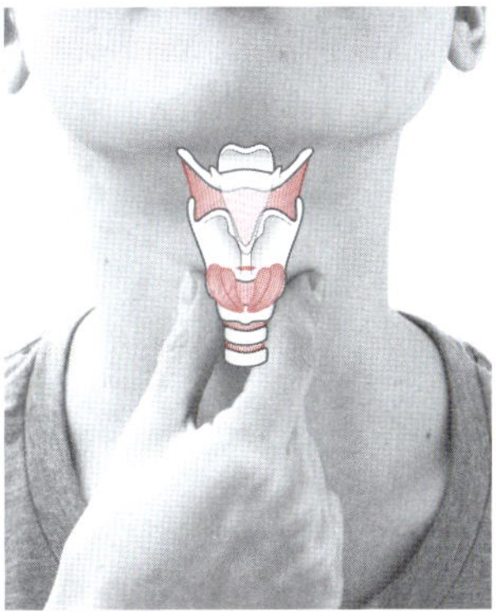

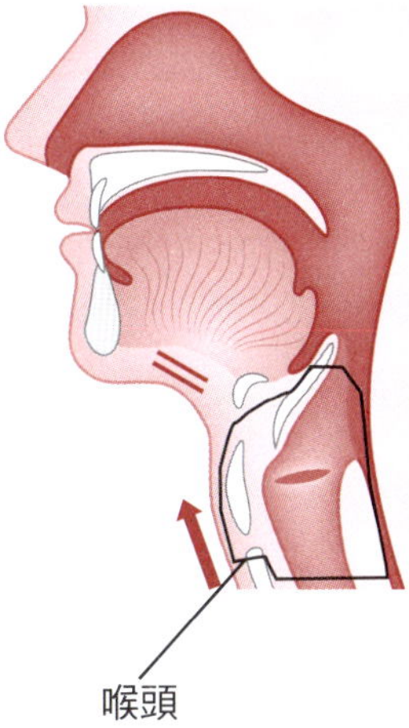

用大腦理解吞嚥動作

吞嚥＝抬高喉頭

接下來，要再更詳細地解說吞嚥的動作。

吞嚥時擔負最重要責任的部位，就是喉結所在的「喉頭」。

食物和空氣進入人體內的路徑是同一條，食物和空氣必須經過喉頭被分別送往食道與氣管。

喉頭就是負責為食物和空氣指揮交通的部位。我們透過抬高喉頭，將食物送入食道。若喉頭的活動力衰退，就可能會發生食物進入氣管，或是空氣進入食道的狀況。食物等異物進入氣管就稱為「誤吸」。

①透過收縮喉嚨，把食物送進食道

食物進入喉嚨時，喉頭和舌頭會上提，讓喉嚨內的空間變窄。透過把喉嚨變窄的壓力，把食物從喉嚨送進食道。

②防止食物進入氣管

吞嚥時，必須避免食物誤入空氣的通道——氣管。透過抬起喉頭，會厭會往下翻蓋住聲門，並且在無意識中關閉聲門。這是為了防止食物流入氣管。

也就是說，透過喉頭抬起，把食物送進食道的同時，也會防止食物進入氣管。

吞嚥時喉嚨的動作

吞嚥時

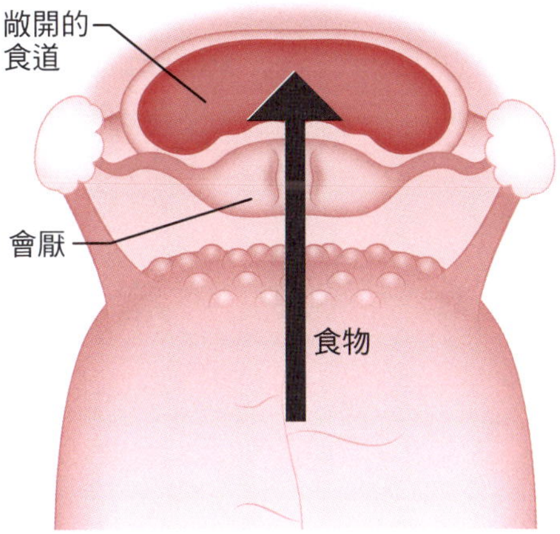

吞嚥時，喉頭會抬起。當會厭升起時，會厭會往下翻蓋住聲帶，防止食物進入氣管。食物則會進入入口敞開的食道。

呼吸時

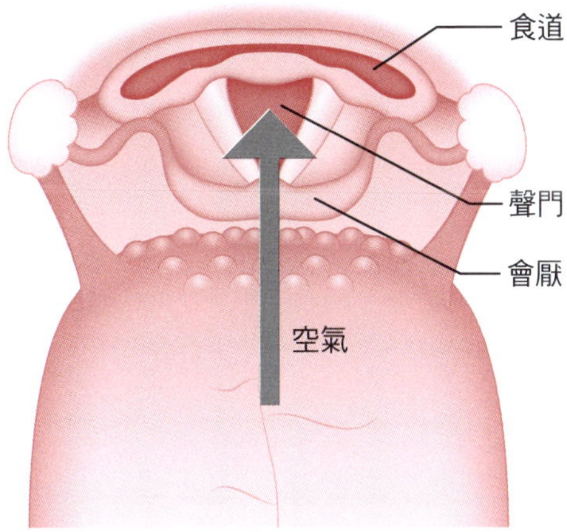

不吞嚥的時候，就會呼吸。空氣通過聲門流進肺部。

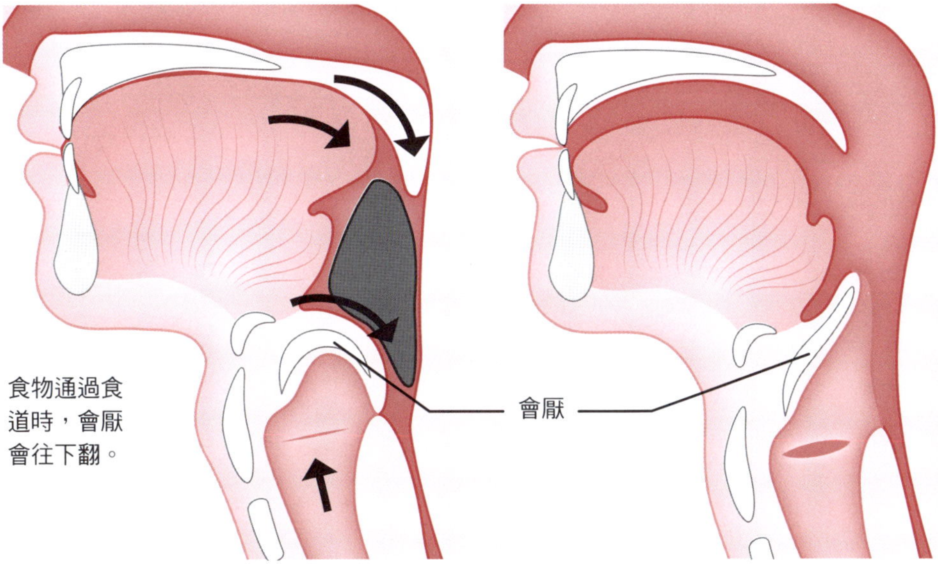

當喉頭抬起時，會厭（蓋板狀組織）會往下（翻轉）。平時呼吸時，會厭是朝上的。

呼吸時，會厭是朝上的。

三步驟提高「吞嚥力」

吞嚥訓練的核心在於要及早進行按意志活動喉頭的訓練。然而，就即使告訴大家要「抬高喉頭」，也幾乎沒有人能夠馬上就做到。大部分的人只會反射性地活動喉頭，不曉得該如何抬高喉頭，或是不理解抬高喉頭的意思。不過，這些都並不是因為吞嚥力衰退。許多人只是沒有掌握活動喉頭的訣竅而已。為了掌握訣竅，要循序漸進，這樣喉頭慢慢就能活動了。

①用大腦和身體理解吞嚥動作

吞嚥動作和眨眼等不同，動作並不明顯，因此不容易理解。所以不妨先看看圖片或影片，試著用大腦理解我們是如何吞嚥的。

接著，可以在鏡子前面，一邊看著頸部前側，一邊思考如何吞嚥，然後喝水。全面動員大腦與五感，去理解、用身體感受吞嚥動作的要領。

如果連喝水都還是覺得不好理解，可以嘗試「一口氣喝下份量較多的水」、「連續喝水」等動作，增加吞嚥動作的練習強度。以實際喝水來進行練習，會更容易理解吞嚥動作。能用喝水來練習，是預防性訓練的優點。

徹底執行這些練習，就能理解我們是如何吞嚥的。

②有意識地重現吞嚥動作，學習絕對不會嗆到的吞嚥方式

只要能意識吞嚥動作，就能學會不會嗆到的吞嚥方式。讓我們全面、深入地來練習不會嗆到的「吞嚥方

式」吧。當我們能夠按意志吞嚥時，就不用再擔憂會發生誤吸了。

③從容不迫地吞嚥

如果我們的喉頭能靈活動作，甚至遠超過吞嚥動作的需求，就能為提升吞嚥機能儲備能力。所謂儲備能力指的是，能游刃有餘、從容不迫地達成某件事的能力。舉例而言，如果步行機能的儲備能力夠高，能夠跑步或是爬樓梯，那麼一般的步行就很容易。

同樣地，如果我們能徹底地鍛鍊吞嚥肌，當喉頭的活動能力遠超過一般吞嚥動作的需求時，就能毫不費力地吞嚥。具體的方法就是，練習抬高喉頭且維持喉頭不動，就能給吞嚥肌更大的負荷。

所謂儲備能力

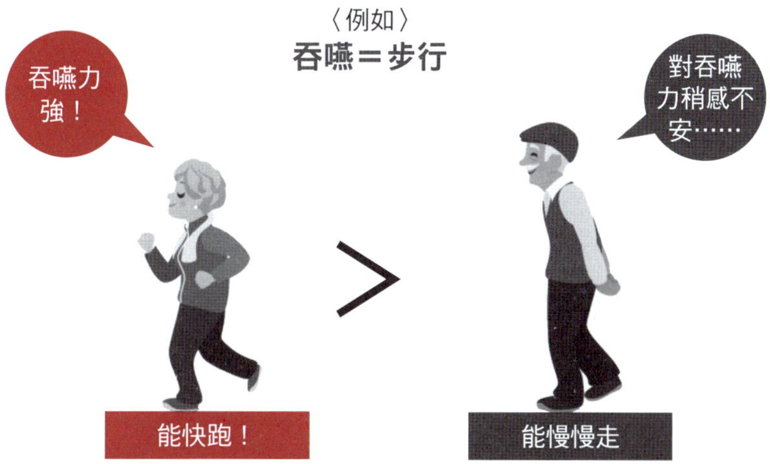
〈例如〉
吞嚥＝步行
吞嚥力強！
對吞嚥力稍感不安……
能快跑！
能慢慢走

所謂儲備能力指的是，「能游刃有餘、從容不迫達成某件事的能力」。
如果有快跑的能力，當然毫無疑問也就能慢慢走。
同樣地，若有「強健的喉嚨」，吞嚥自然不費力。

吞嚥訓練能達到的各種功效

吞嚥訓練除了能讓我們比較不會嗆到外，也證實有各種功效。首先，此一訓練能讓咳嗽和痰都變少。因為唾液不再那麼容易積存在喉嚨裡，所以咳嗽和痰都會變少。

此外，吞嚥訓練也對飲食教育有所助益。最近下巴窄小的孩子愈來愈多。原因之一很可能是因為食物變軟了，孩子們進食時都用吸食的。如果喉結能確實地動起來進食，就可以不需要多餘的水分也能順利吞嚥。一談到食育，多半聯想到的都是「飲食內容和如何攝取」的教育，但指導「進食方法」也不可或缺。

吞嚥訓練也有讓下頷線條變得更明顯的效果。吞嚥肌位於下巴的下側，鍛鍊吞嚥肌，鬆弛的下頷自然能變得緊實。

發展成嚴重的吞嚥障礙，是很久之後的事。希望各位能及早開始進行訓練，並將實際體驗的效果傳達出去，我認為這些更重要。

一般社團法人吞嚥訓練協會為了讓大家能及早開始吞嚥訓練，特地成立了「小兒部」與「老健部」。

小兒部主要目標在推廣讓兒童從小就理解確實使用喉頭的吞嚥方式。成員以精通兒童吞嚥的語言治療師和牙科醫師為中心，由他們彙整淺顯易懂的衛教方法。而老健部則是以深入強化健康和美容為主要目標。協會計畫就這些領域深入研究，並試圖轉化為更具體的作為。

不僅針對需要及早開始的吞嚥訓練，對咀嚼、發聲等喉嚨相關的要點，也希望建立起具體進行衛教的方式。

第2章

你的吞嚥力，現在還可以嗎？

吞嚥力衰退的十大症狀

喉嚨積痰、音質變化是吞嚥力衰退的徵兆

兩項自我檢查：症狀與客觀評估

吞嚥力會隨著年齡增長慢慢衰退。

然而，我們卻很難判斷自己的吞嚥力現在處於哪一個程度。為了進行適當的吞嚥訓練，必須先掌握吞嚥力的程度。

一般可以透過自我檢查確認自己的吞嚥力。自我檢查分為兩項：一項是症狀檢查，另一項則是客觀的肌力與感覺檢查。

以下一一說明檢查項目中各種症狀與吞嚥力衰退的關聯。

你有這些症狀嗎？

1 喉嚨經常積痰

我在耳鼻喉科看診時，經常有患者跟我說，明明沒有感冒，喉嚨裡卻一直有痰。但當我用內視鏡檢查喉嚨後卻發現，喉嚨裡積的不是痰，而是唾液（口水）。

為什麼患者會覺得喉嚨裡積的是痰而不是唾液呢？那是因為大家從來沒有唾液一直積在喉嚨裡的經驗，但我們都有感冒時喉嚨積痰的經驗，所以就算是唾液積在喉嚨，也以為是積痰。

察覺吞嚥力衰退的十大症狀

- ❶喉嚨經常積痰 □
- ❷覺得唾液很多 □
- ❸聲音的感覺變了 □
- ❹吃飯時或飯後會嗆到 □
- ❺時常要清喉嚨 □
- ❻睡覺時會咳嗽 □
- ❼吞嚥時有卡卡的感覺 □
- ❽覺得喉嚨卡卡的 □
- ❾覺得液體比固體還難吞嚥 □
- ❿食物或飲料會跑到鼻子裡 □

吞嚥力衰退時，會發生這些症狀。
各位檢查的結果如何？符合的症狀有幾項呢？

符合項目的數量

0～1 ➡目前吞嚥力良好
2～4 ➡吞嚥力些微衰退
5～7 ➡吞嚥力嚴重衰退
8～10 ➡或許已經陷入吞嚥障礙

2 覺得唾液很多

當吞嚥反射變差時，唾液就會變得難吞，如此一來，唾液就會積在喉嚨或口腔中，讓人感覺唾液變多了。

3 聲音的感覺變了

我們是靠著振動喉頭的聲帶來發出聲音。當唾液積在喉嚨時，聲帶附近也會有唾液附著，聲帶就無法順利振動。

此外，喉嚨的空間還有共鳴的作用。當唾液積在喉嚨時，就無法有乾淨的回音，導致聲音變化，變成悶悶、糊糊的感覺，這種聲音在專業術語上稱為「濕性嘶啞」（Wet Hoarseness）。

而且，當聲帶變得不靈活時，聲門（88頁）會不易關閉，無法持續發出聲音，也不容易發出較大的聲音。

4 吃飯時或飯後會嗆到

若吞嚥的時間點延誤，或是吞嚥動作不流暢，吃飯時食物就容易跑進氣管，導致嗆咳。

此外，當喉嚨的感覺變遲鈍，或是食道入口變窄時，飯後也會嗆到。這是因為沒有完全吞下、還殘留在喉嚨裡的食物跑進氣管所致。

5 時常要清喉嚨

我們會藉由清喉嚨有意識地把誤入氣管的異物排出。當吞嚥力衰退時，食物或唾液會跑進氣管，這會誘發喉嚨的異物感，讓你想清喉嚨。

6 睡覺時會咳嗽

睡覺期間，由於沒有意識，所以會反射性地吞下流進喉嚨的唾液。

但當吞嚥力衰退到某種程度時，睡覺時唾液就會流進氣管，所以會引發咳嗽以排出流進氣管的唾液。

7 吞嚥時有卡卡的感覺

當吞嚥力衰退時，就無法順利吞嚥，於是吞嚥時就會有一種怪怪的、卡卡的感覺。

8 覺得喉嚨卡卡的

我們總是不斷在吞嚥。當吞嚥力良好時，不會有任何特別的症狀。

但當吞嚥力衰退時，無法自然吞嚥，喉嚨就會有異物感。

9 覺得液體比固體還難吞嚥

當因老化導致吞嚥力衰退時，液體就會變得比較難吞。這是因為液體比固體更快流進喉嚨，不容易抓到吞嚥的時機。

尤其，水是無味無臭的液體，喉嚨不容易感覺到它的存在，也就更不容易吞嚥。

10 食物或飲料會跑到鼻子裡

如果張開嘴巴，我們會看到口腔深處有一層如窗簾般的膜，那就是軟顎。

進食時，軟顎會蓋上以防食物跑進鼻子。但當吞嚥力衰退時，軟顎會錯過蓋上的時機，導致食物一不小心就跑進鼻子裡。

注意

其他疾病也可能引發這些症狀，需要特別注意。

尤其，當咽頭、喉頭或食道裡有惡性腫瘤時，可能會發生同樣的症狀。若對惡性腫瘤置之不理，將會危及生命。

如果症狀愈來愈嚴重，請儘速就醫，千萬不要自行判斷。

在耳鼻喉科，可以用內視鏡確認喉嚨是否異常。這時若請醫師一併檢查喉嚨深處（會厭谷、梨狀窩）是否積有唾液，也就能順便確認吞嚥力的狀態。

確認吞嚥力衰退程度的十項身體檢查

摸了就知道與吞嚥力相關的身體構造

喉結與吞嚥肌

喉結是喉頭的一部分。我們是用喉頭動作來進行吞嚥。

我們可以一邊摸著頸部前側一邊吞嚥，應該能感覺到喉結在動。如果要確實吞嚥，就必須要能強而有力地抬高喉結。

吞嚥時使用的肌肉，位於「下巴的下側」。如果我們用大拇指邊摸著下巴下側邊吞嚥，應該能感覺到這裡的肌肉變硬。這塊肌肉經由舌骨，把喉頭往上提。只要鍛鍊這塊肌肉（吞嚥肌），就能強而有力地抬高喉頭。

❶ 把臉往上仰

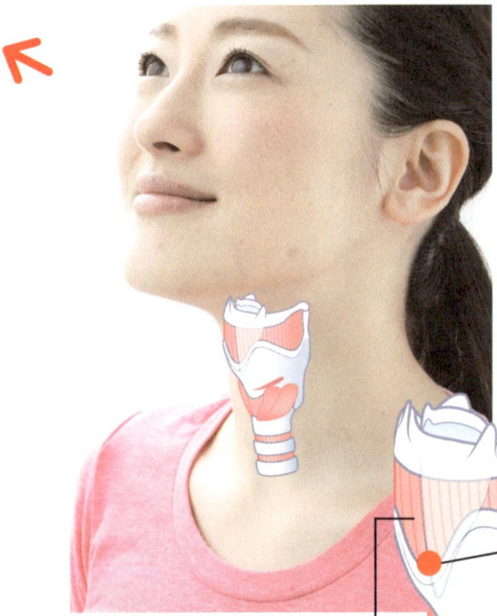

請將臉抬高，讓視線稍微向上。若臉抬得太高，頸部的皮膚過於緊繃，反而不容易摸到喉結和吞嚥肌。

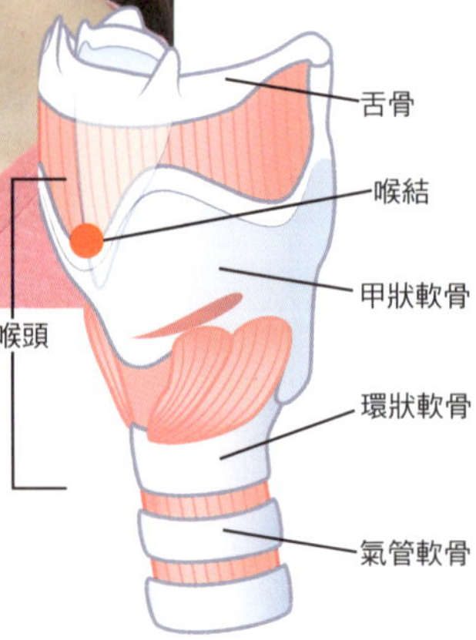

② 找出喉結

請參照圖片確認喉頭的位置。
觸摸頸部正面，找到突出的部分（喉結）。
喉結位於喉頭的前上方。清楚觸摸到喉結時，可以感覺到正中央呈縱向裂開。

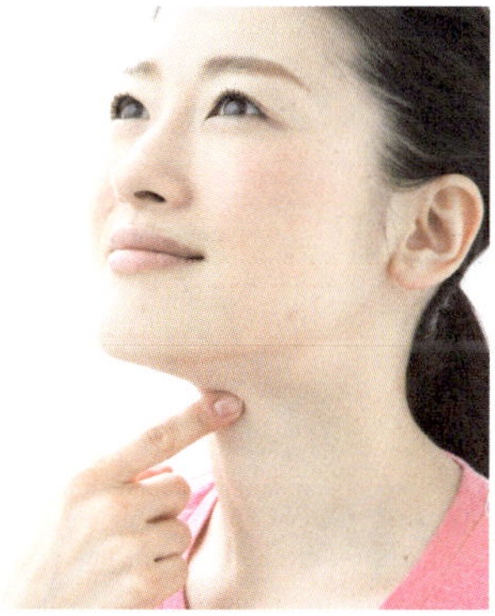

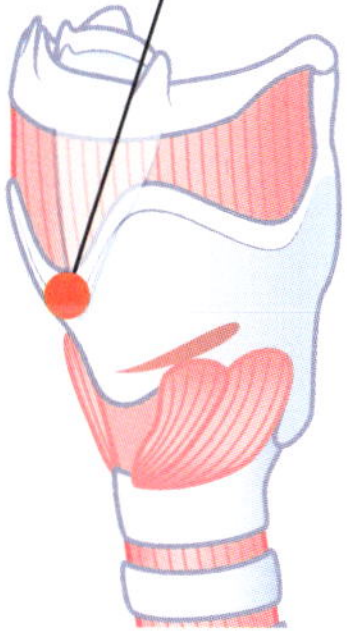

③ 找出舌骨

手指觸摸到的硬硬的部分就是舌骨。舌骨，顧名思義，是位於舌頭附近。

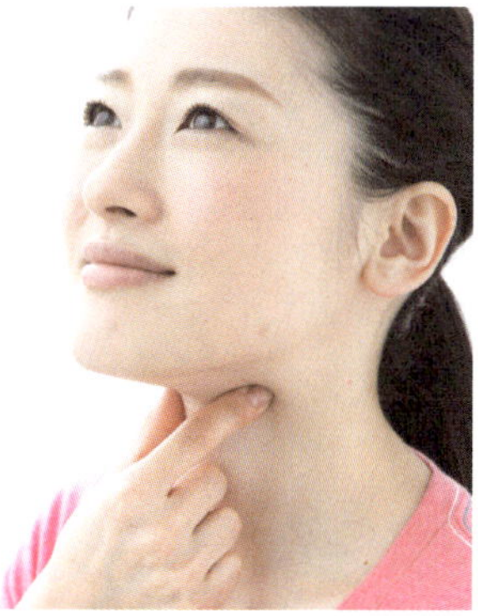

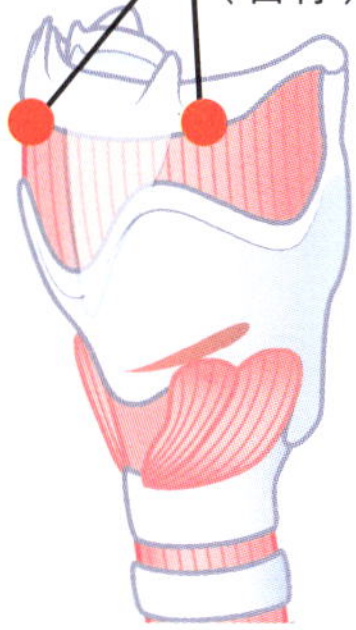

④ 找出吞嚥肌

吞嚥肌（二腹肌，digastric muscle）是在吞嚥時將喉結上提的肌肉。確認方法是吞嚥時這個部位會變硬。

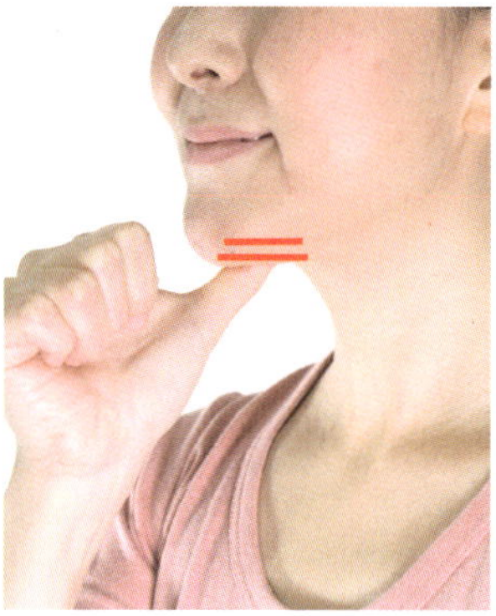

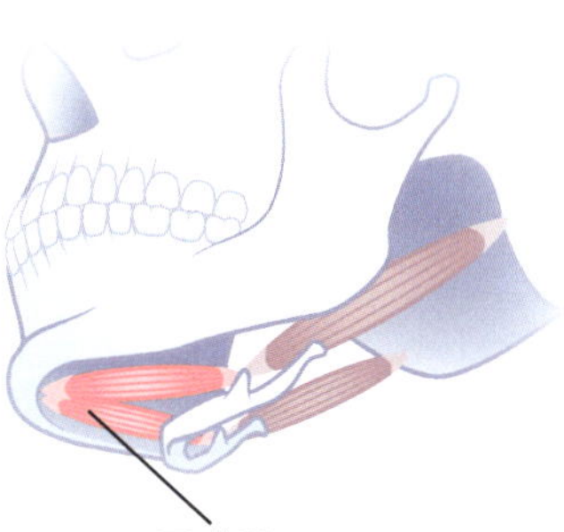

檢查 1

三十秒內能吞嚥六次以上 ☐

請確認是否能重複吞嚥。請試著重複吞嚥唾液。當吞嚥力衰退時，吞嚥肌會疲憊，重複吞嚥會有困難。重複吞嚥幾次之後，口腔唾液會不足，但請繼續進行吞嚥動作。但也有些人若口中沒有東西就無法吞嚥。

1. 仰頭觸摸頸部前側

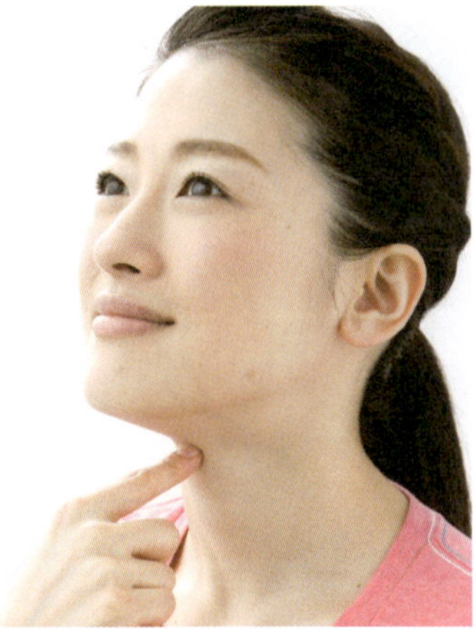

檢查方法

輕輕用手指觸摸頸部前側，確認吞嚥時喉結的移動。

2. 三十秒內儘可能多吞嚥幾次

檢查方法

反覆吞嚥唾液測試

反覆吞嚥唾液，測試在三十秒內能做到幾次

檢查❶的評定

- 能做到六次以上就沒問題
- 三至五次的話要注意
- 只能做到兩次或以下就是嚴重的吞嚥障礙

若唾液不足，一開始可以讓測試者輕輕含一口水。當口中的唾液沒了之後，也請當作嘴裡還有唾液一般繼續進行吞嚥動作。

檢查 2

感受到喉結抬起……□

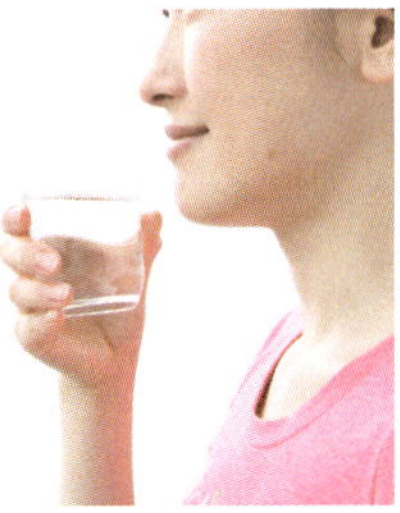

吞嚥力中，最重要的就是確實抬高喉頭，把食物送進食道。請著一邊摸著頸部前側一邊吞嚥，確認位於頸部前側的喉結有在移動。

檢查 3

抬高喉結後能維持不動……□

1. 一邊摸著頸部前側一邊喝水

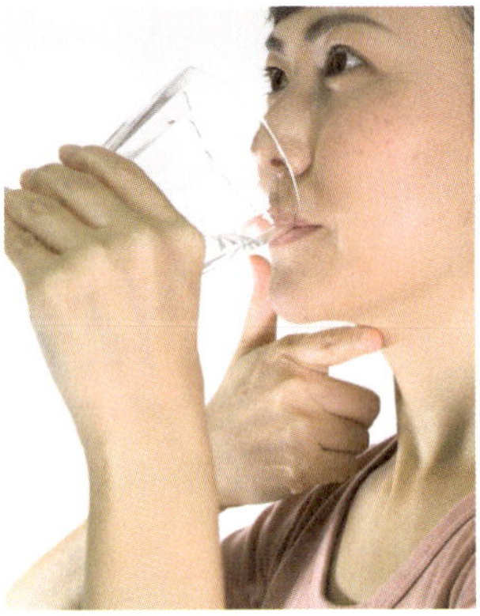

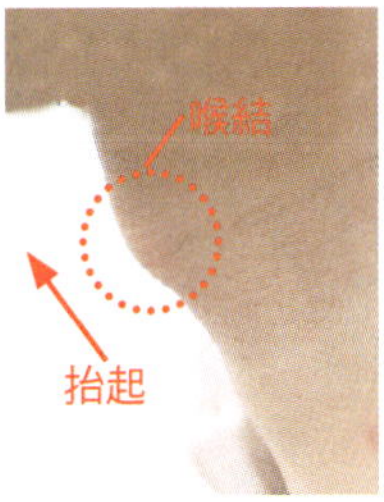

2. 抬高喉結後維持靜止不動

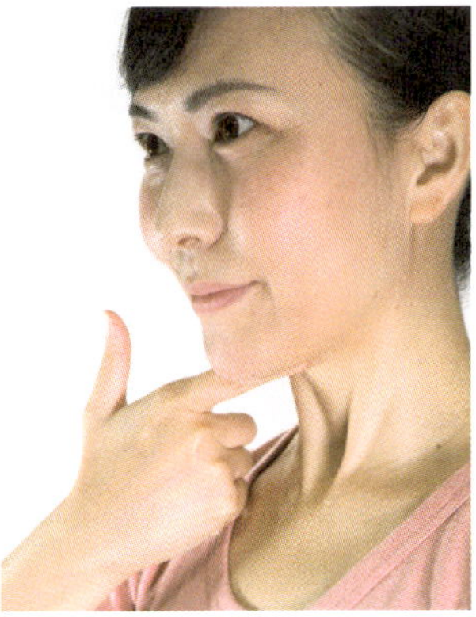

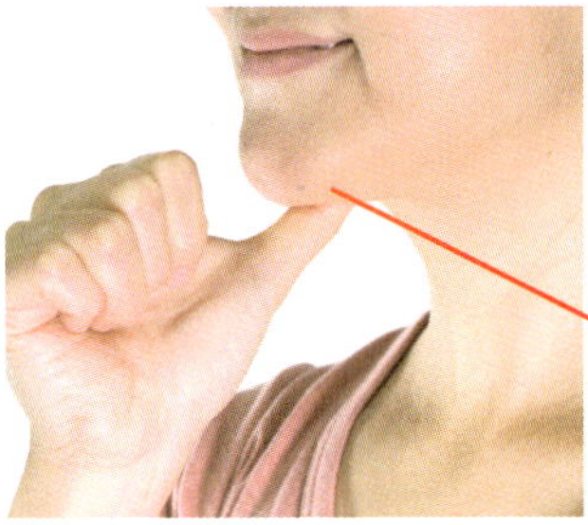

檢查方法

喝下液體後維持靜止不動並持續用力。

①用手指觸摸頸部前側，試著在抬高喉結後維持靜止不動。

②觸摸下巴下側，請試著感受位於下巴下側「吞嚥肌」的硬度。

檢查❷的評定

有感受到頸部前側的動作 ○　沒有感受到 ×

檢查❸的評定

抬高之後即使只有一瞬間，也能維持靜止不動 ○

無法維持靜止不動 ×

檢查 4

舌頭能確實活動 □

進食時舌頭的角色是調整口腔內食團的大小，並把食團送進喉嚨。當舌頭對食團的控制力變差時，吞嚥力就會衰退。不妨確認一下舌頭是否能確實活動。

1. 讓舌頭呈碟子狀，把水積在舌頭上後低下頭

檢查方法

讓舌頭的正中央凹陷，呈碟子狀。把水積在舌面上後低頭，確認水有沒有溢出來。

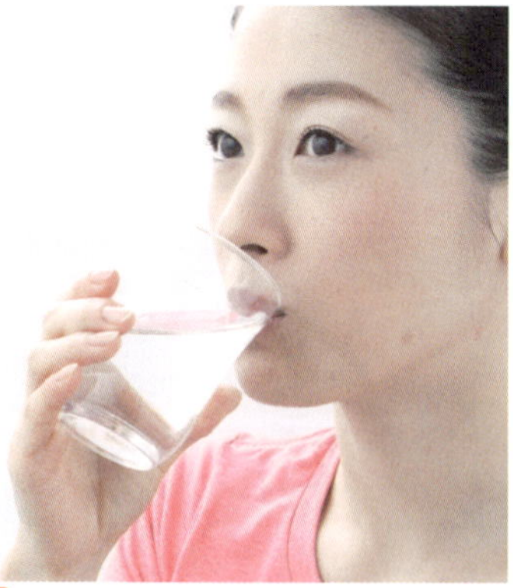

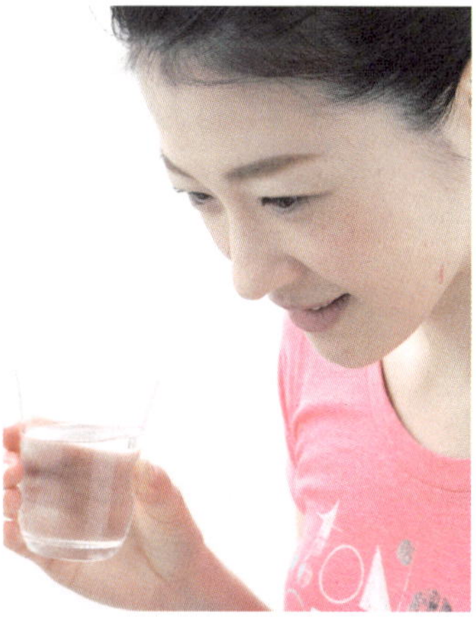

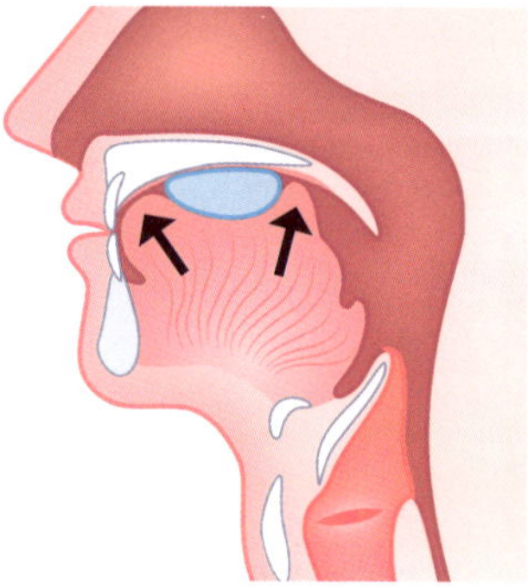

2. 把舌頭往回捲

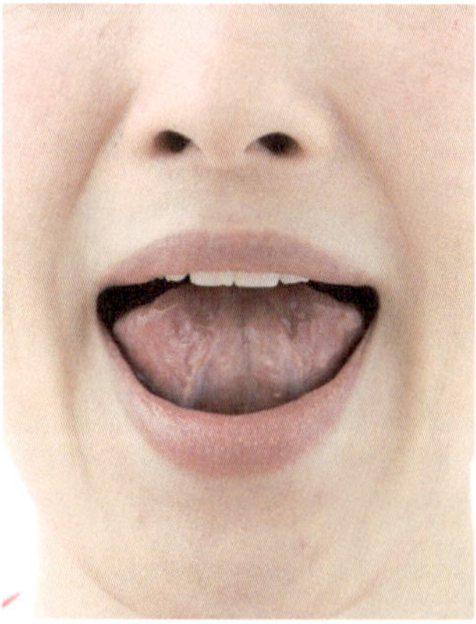

舌尖向上，若能讓人清楚看到舌頭的背面就OK。

判斷結果

兩項都做得到 ○　有任何一項做不到 ×

檢查 5

能正常引發咽反射

張開嘴巴時用湯匙戳喉嚨會噁心想吐，這就是咽反射。如果喉嚨的感覺變遲鈍，就無法正常產生咽反射。

在正常情況下，只要戳軟顎就會想吐。

用湯匙戳喉嚨

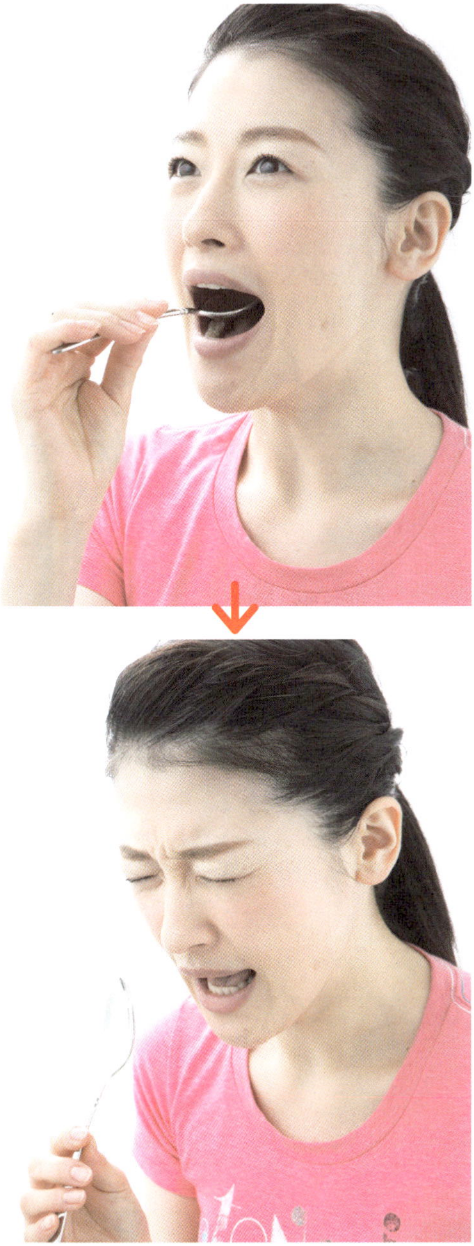

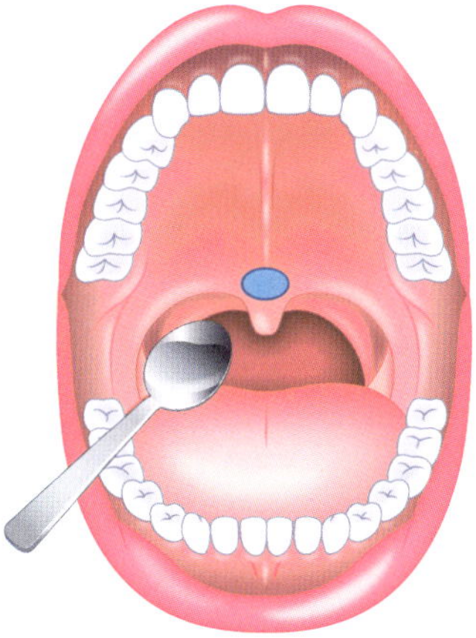

檢查方法

張開嘴巴，用湯匙輕戳軟顎。
咽反射愈遲鈍，就得愈用力戳軟顎才會有反應。
若咽反射足夠，應該會痛苦到眼眶含淚。

判斷結果

覺得噁心想吐，產生咽反射 ○　沒有產生咽反射 ×

檢查 6

咬合正常

吞嚥時，若牙齒能確實咬合，喉頭就容易升起。當牙齒咬合固定住下巴時，抬起喉頭的肌肉就能確實收縮。若下巴無法固定，就會不好吞嚥。

□

上下牙齒確實咬合

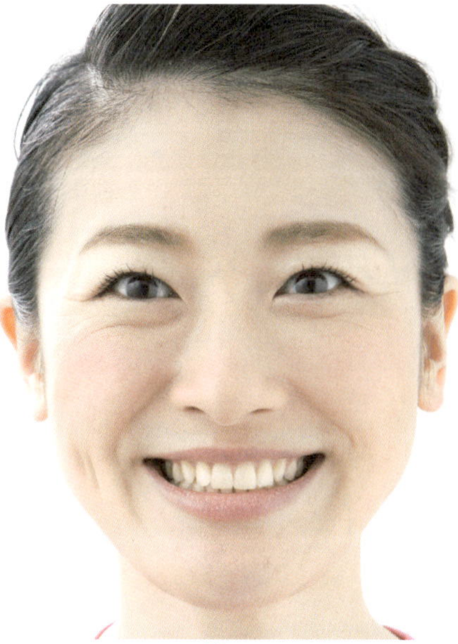

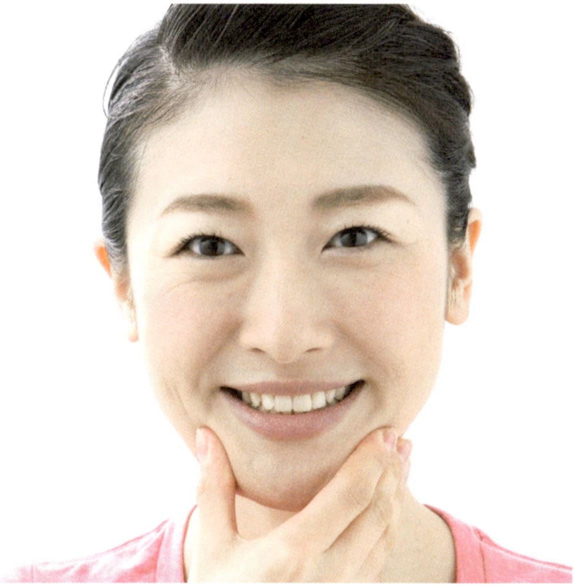

檢查方法

請用力咬合上顎與下顎的牙齒。用食指和拇指抓住下顎，左右晃動。

判斷結果

下顎穩固不會晃動 ○
下顎會搖搖晃晃 ×

檢查 7

頸部有柔軟度 □

若頸部的肌肉夠柔軟，喉頭和舌頭也容易活動。轉動頸部的方法共有屈曲、伸展、旋轉、側屈四種。

1. 頸部輕輕往前後彎

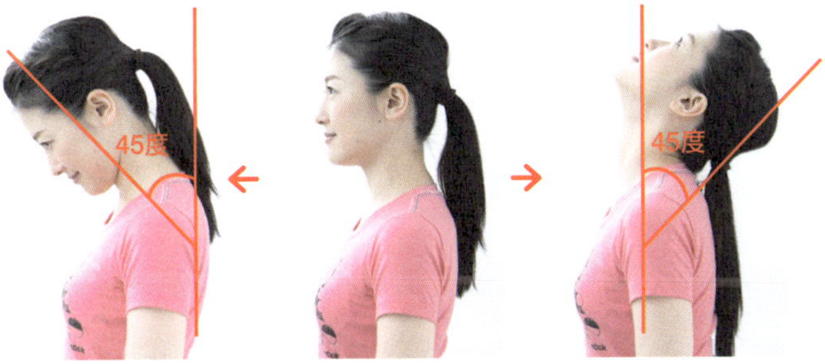

檢查方法 頸部輕輕往前後彎曲，用鏡子觀察確認屈曲、伸展的角度都有超過四十五度。

2. 頸部輕輕向左右轉動

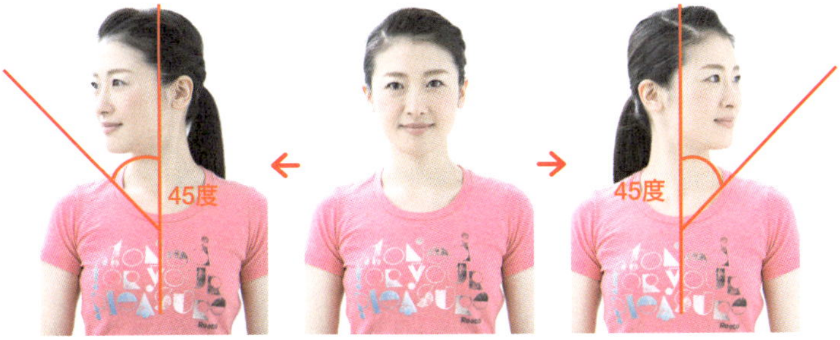

檢查方法 頸部輕輕往左右旋轉，用鏡子觀察確認左右旋轉的角度都有達到四十五度。

3. 頸部輕輕往左右倒

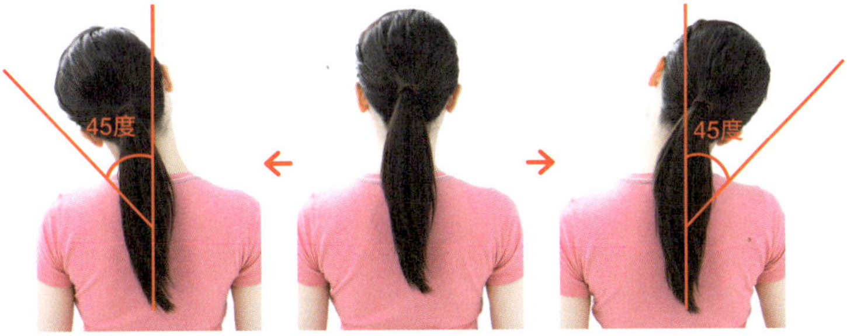

檢查方法 頸部輕輕向左右倒，用鏡子觀察確認左右側屈的角度都有達到四十五度。

判斷結果

所有方向的角度都有達到四十五度 ○
有任何一個方向不到四十五度 ×

檢查 8

支撐喉頭的肌肉有柔軟度

為了讓喉頭可以順利動作，喉頭周邊的肌肉就必須柔軟。若喉頭僵硬不易動作，吞嚥力就會衰退。如果支撐喉頭的肌肉僵硬，就不容易用手指讓喉頭左右移動。

請試著活動支撐喉頭周邊的肌肉

檢查方法

請先確認喉頭的位置（參考38至39頁）。用手指從正面壓住甲狀軟骨，往左右移動。如果支撐喉頭的肌肉僵硬時，喉頭會感覺有阻力，無法順利活動。

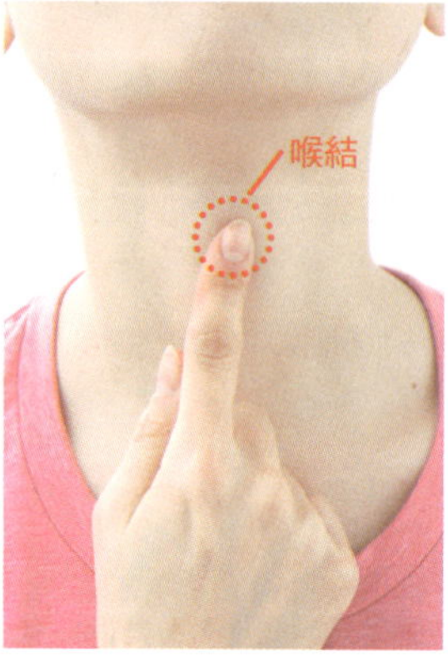

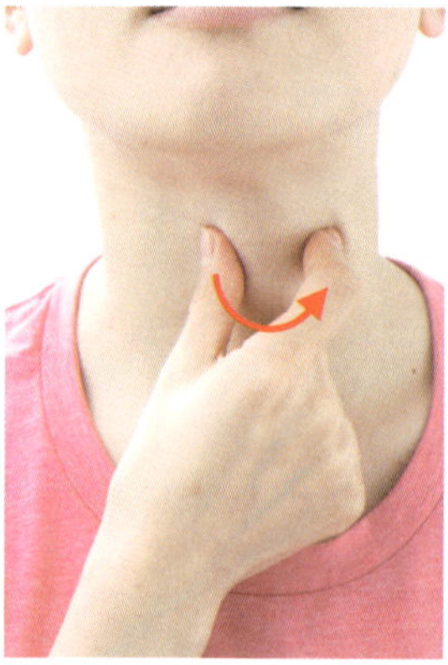

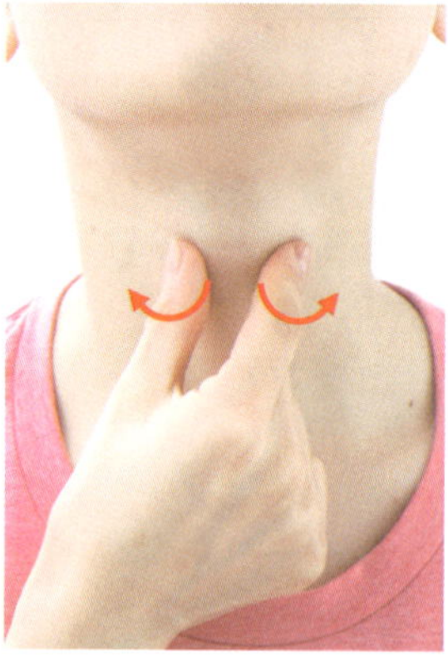

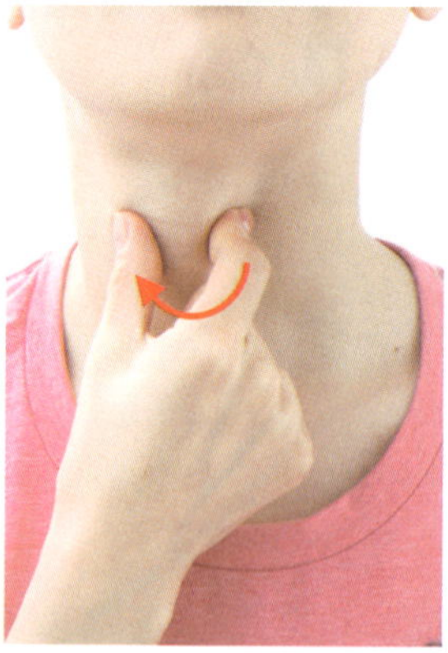

判斷結果

左右合計能活動約一公分且毫無阻力 ○
喉頭僵硬不好活動 ×

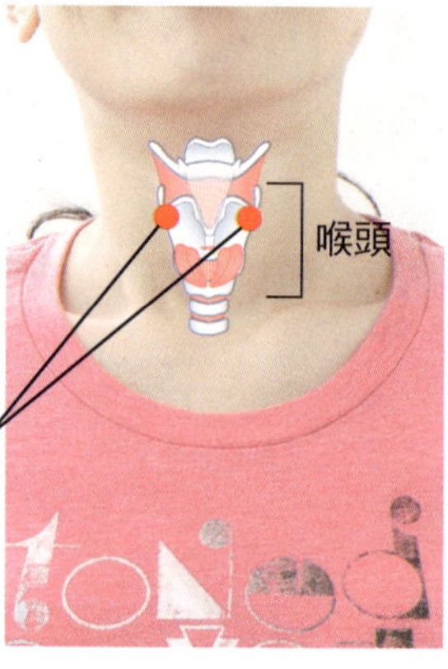

手指的位置

☐

檢查 9

能持續發聲

當吞嚥力衰退時，發聲的力量也會衰退，發聲的力量衰退後，持續發聲的時間就會變短。一般來說，男性應能夠持續發出聲音三十秒左右，女性則為二十秒左右。

發出「啊～」的聲音， 並儘可能拉長時間

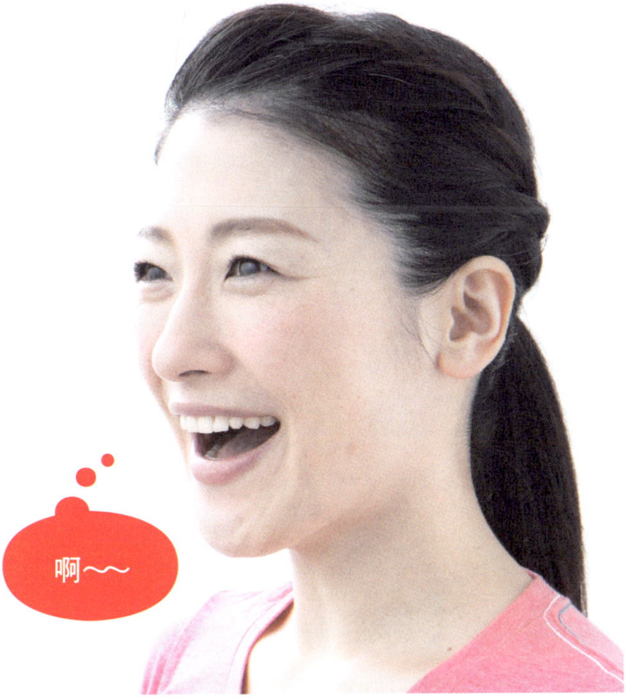

檢查方法

大口吸氣，發出「啊～」的聲音，並儘可能拉長時間。
此時的聲音大小，大概與平時說話時一樣。

判斷結果

男生能持續發出聲音十五秒，女生能達十二秒以上 ○
無法持續發出聲音 ×

用智慧型手機檢查聲音的大小！

智慧型手機裡有檢測聲音大小的應用程式，把聲音大小作為訓練效果的指標，也不失為一個好方法。

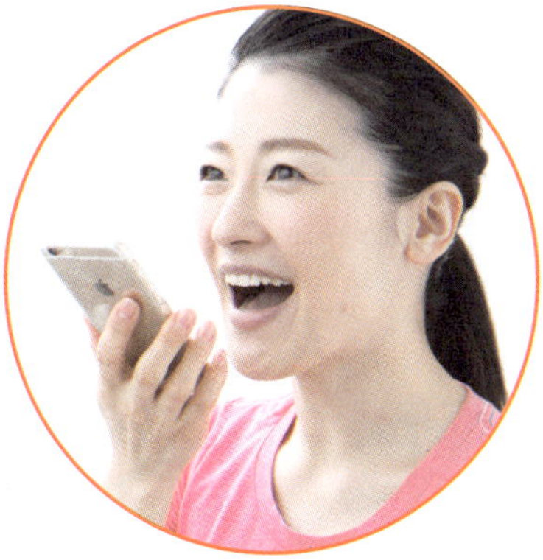

檢查
10
姿勢端正

端正的姿勢對吞嚥力而言非常重要。

靠牆站好

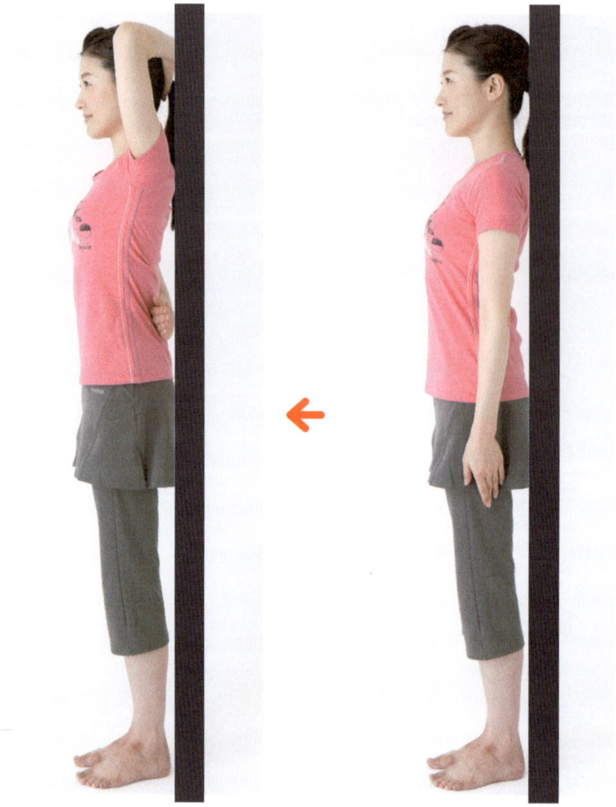

檢查方法

①抬頭挺胸站好，先稍微離開牆壁一點。
②直接往牆壁方向後退，直到肩膀和屁股碰到牆壁為止。
③一手放進頭部與牆壁之間。
④另一隻手放進腰部與牆壁之間。

●如果駝背（骨盆後傾）…
頭部與牆壁間的空隙會變大，背部與牆壁間的空隙會變小。也就是說，伸進頭部縫隙的手掌無法同時碰觸到頭部與牆壁，另一隻手也伸不進背部與牆壁之間。

●如果骨盆前傾…
頭部與牆壁間的空隙縮小，背部與牆壁間的空隙變大。也就是說，手伸不進頭部與牆壁之間，另一隻手也無法同時碰觸背部與牆壁。

判斷結果

手掌可以同時輕觸到頭部與牆壁，而且也能同時輕觸到背部與牆壁 ○　碰不到 ×

□

確認吞嚥力衰退程度的十項身體檢查

❶三十秒內能吞嚥六次以上（參照40頁）	□
❷能感受到喉結抬起（參照41頁）	□
❸抬高喉結後能維持不動（參照41頁）	□
❹舌頭能確實活動（參照42頁）	□
❺能正常引發咽反射（參照43頁）	□
❻咬合正常（參照44頁）	□
❼頸部有柔軟度（參照45頁）	□
❽支撐喉頭的肌肉有柔軟度（參照46頁）	□
❾能持續發聲（參照47頁）	□
❿姿勢端正（參照48頁）	□

當吞嚥力衰退時，就無法做到這些動作。
你符合的項目有幾個呢？

符合的項目數量

10 ➡目前吞嚥力良好
8～9 ➡吞嚥力輕微衰退
5～7 ➡吞嚥力大幅衰退
0～4 ➡可能已經陷入吞嚥障礙

造成誤解的「吸入性肺炎」報導

這本書的初版上市一年之後,吸入性肺炎開始受到矚目,相關資訊也讓媒體報導變得更為熱烈。但不得不說媒體報導的內容也招致了許多誤解。

舉例而言,即使誤吸也不會嗆咳的靜默式吸入(silent aspiration)絕大部分是發生在體力已經衰退至長期臥床的人身上,但有些媒體卻誤報導成好像也會發生在正常生活的一般人身上一樣。這是因為有些媒體錯把發生在體力非常衰弱、需要被照護的人身上的事,說成也可能發生在一般健康的人身上。

目前,這樣的報導雖然已經平息,但關於預防吞嚥障礙的方法,卻仍未充分獲得報導。

還有一個遺憾是,我們所謂的吞嚥專家,指的是診斷吞嚥障礙的專家,且幾乎沒有醫師在教授預防吞嚥障礙的方法。因此,即使詢問吞嚥專家預防的方法,也無法獲得明確的答案。此外,吞嚥障礙的復健,本來就不是由醫師來進行。大型醫院裡雖然有名為吞嚥門診的專科門診,但醫師只診斷吞嚥機能的能力、決定復健的內容,復健本身則是交由語言治療師來執行(我自己也一樣)。由於沒有直接指導復健,所以在醫療第一線,幾乎也不會有對尚未出現症狀的人進行預防方式的衛教。

但實際接觸長者們就會明白,他們都很有熱忱,非常積極地吸收新知。我希望能更進一步探索,仍然健康的人,吞嚥訓練能做到什麼程度,並持續驗證相關的成果。

第3章

鍛鍊吞嚥力的三種訓練法

牢記吞嚥動作，鍛鍊吞嚥肌

吞嚥訓練由下列三項構成。

①記住吞嚥方法的訓練
②鍛鍊吞嚥肌的訓練
③鍛鍊舌頭的訓練

①**記住吞嚥方法的訓練**，是要記住不會誤吸的吞嚥方法。如果能學會，就能順利吞嚥不會嗆到，並能預防發生吸入性肺炎或窒息的意外。此外，也能藉此有意識地讓吞嚥肌用力，給予吞嚥肌負荷。大家不妨反覆進行這項訓練，試著掌握有意識地吞嚥的訣竅。

②**鍛鍊吞嚥肌的訓練**，是指慢慢吞嚥，針對吞嚥肌增強負荷，提高吞嚥力的訓練。請反覆進行訓練①，用身體記住用力的地方之後，再進行訓練②。若能做到這項訓練，就不用擔心吞嚥力了。

舌頭的作用在於將食物運送到喉嚨裡，且舌頭是與喉頭連動的。③**鍛鍊舌頭的訓練**，就是在進行舌頭的訓練。

有意識地進行吞嚥動作非常重要

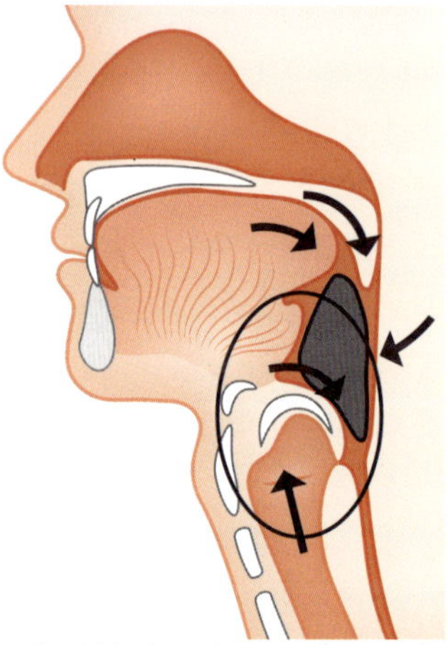

吞嚥訓練重要的是要重現吞嚥動作本身。

在開始訓練之前，將應該確認清楚的相關身體構造再次整理如下。

① 喉頭

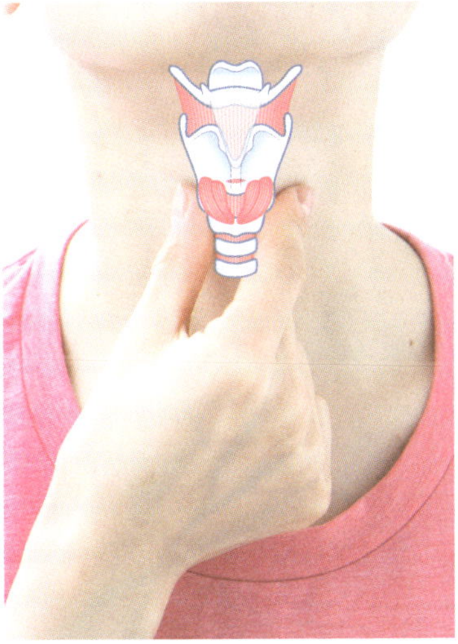

請一邊觸摸頸部正面，一邊喝水。喝水時，會動的部位就是「喉頭」。喉頭的前上方是喉結。

重複喝水幾次，確認喉頭有在動。

② 吞嚥肌

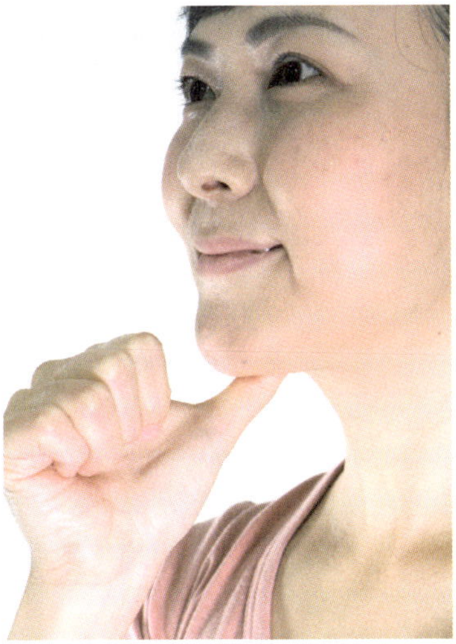

吞嚥肌是將喉結往上提的肌肉。鍛鍊吞嚥肌，直接關係到吞嚥力的提升。

請一邊用拇指觸摸下巴下側一邊吞嚥。會感覺到下巴下側的肌肉變硬。

③ 舌頭

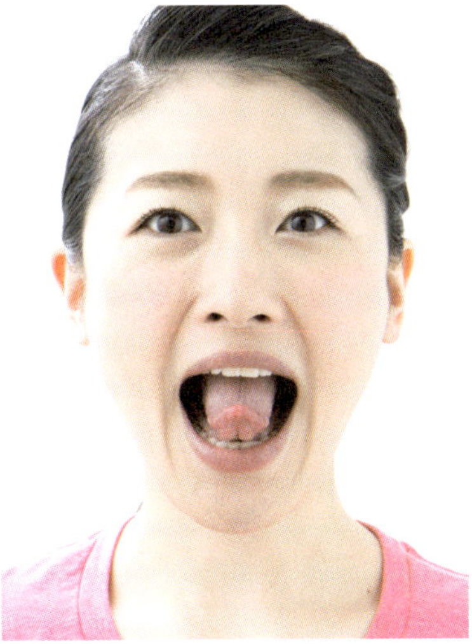

由於舌頭是與喉頭連動的，所以當喉頭抬起時，舌頭也會抬起。在吞嚥的瞬間，試著感受一下舌頭緊緊貼住口腔內部上壁（上顎）的感覺。

吞嚥訓練①

記住吞嚥方法的訓練

記住不會嗆到的吞嚥法

吞嚥訓練中最重要的就是，有意識地重現吞嚥的動作。一般都覺得吞嚥是在無意識間自動進行的。但吞嚥是一個動作，所以能以自己的力量來進行。請一一確認確實吞嚥的重點後，學會不會嗆到的吞嚥法。重要的是，要一邊在腦中思考吞嚥時要如何運用自己的身體，一邊進行。

如果只能含糊地完成吞嚥動作，或是吞嚥時不清楚該用力的部位時，請反覆進行訓練①。請參考68至73頁，反覆多次把水嚥下，確實地進行動作。

① 吞嚥肌用力，抬高喉結

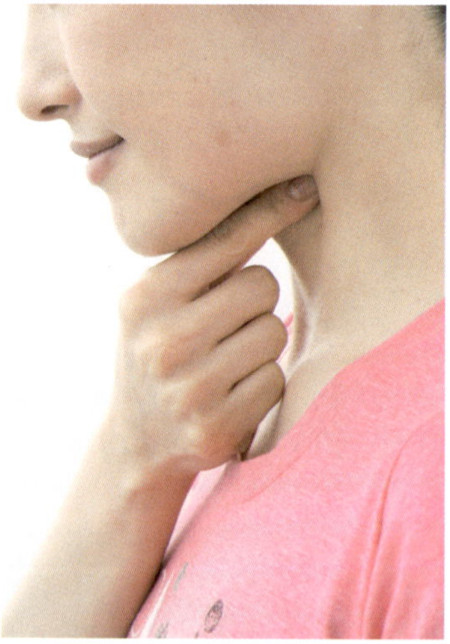

讓下巴下側的吞嚥肌用力，試著感覺自己吞嚥的力量。

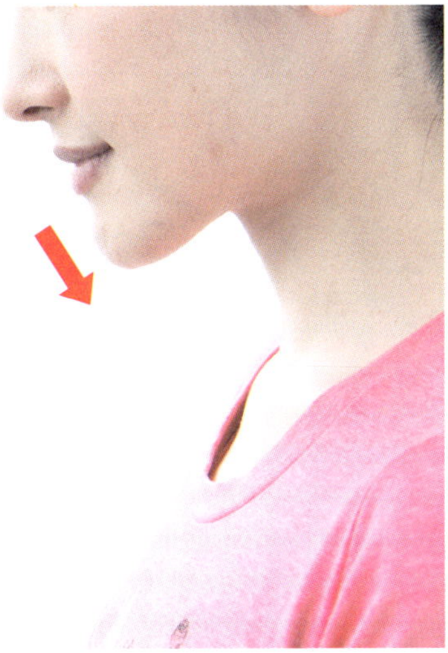

2 輕輕收起下巴

在吞嚥的瞬間，收下巴，吞嚥肌會更容易收縮，也會更容易吞嚥。

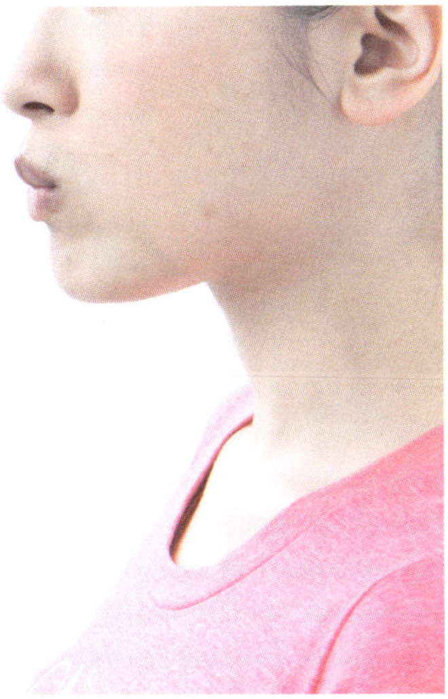

3 收緊喉嚨內部，屏住呼吸

吞嚥的瞬間，喉部的空間會變窄，無法呼氣。進一步屏住呼吸時，聲門會關閉，就不會發生誤吸。

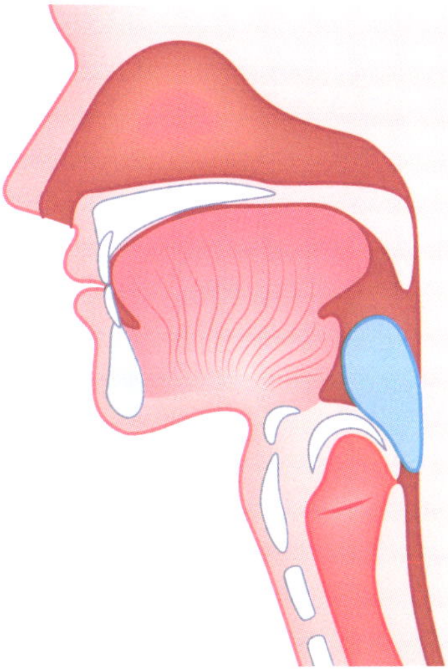

4 舌頭頂住上壁（上顎）

由於舌頭與喉頭相連，若舌頭能向上抬，喉結也會更容易抬起。

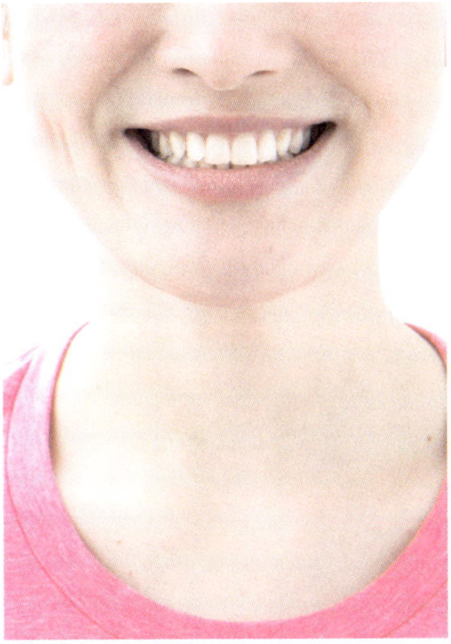

5 牙齒輕輕咬合

牙齒輕輕咬合時，能固定下巴，喉結也會更容易抬起。

吞嚥訓練②

鍛鍊吞嚥肌的訓練

鍛鍊吞嚥時使用的「吞嚥肌」

吞嚥訓練②是除了有意識地進行吞嚥動作外，鍛鍊能輕鬆吞嚥所需肌力（吞嚥肌）的訓練。

這個訓練的核心在於，抬高喉結（喉頭）後維持靜止不動。進行這項訓練的時候，會對負責抬高喉結的吞嚥肌施加強力的負荷，就能強化吞嚥所需的肌力。

要增強肌肉就必須對肌肉增加更強的負荷。如果只有走路，腿部的肌力還是會衰退，但若能透過爬樓梯等活動對腿部施加負荷，就能有效地鍛鍊肌肉。同樣地，若能確實地對吞嚥肌施加負荷，就能更有效率地鍛鍊吞嚥力。

抬高喉結後維持不動的訓練，在吞嚥復健的領域裡稱為「孟德森吞嚥法（Mendelsohn Maneuver）」，是一種廣為人知的有效方法。不過，對在進行吞嚥復健的患者而言，不容易學習，實際上也幾乎不會指導他們這個方法。

就連閱讀本書的各位，也有可能嘗試進行訓練②，卻不知道自己是不是真的做到了，或是一開始也做不到。

可能的原因有二，一是還沒掌握吞嚥肌用力的訣竅，另一則是吞嚥肌衰退了無法用力。

如果無法做到「抬高喉結後維持靜止不動」，不妨反覆進行吞嚥訓練①。確實進行訓練①時，可以明白用力的方法，也更容易做到抬高喉結後維持靜止不動。

只要進行這個訓練，就能確實改善吞嚥力。

Step 1

用吸管吸起飲料

透過用吸管把飲料吸進嘴裡的動作，能夠鍛鍊吸的能力。建議使用柳橙汁等香氣或口味較為明顯的飲料。此外，冰冷的飲料比較容易刺激口腔或喉嚨黏膜，稍微濃稠一點的飲料，則能增加訓練的強度。

用吸管吸起飲料

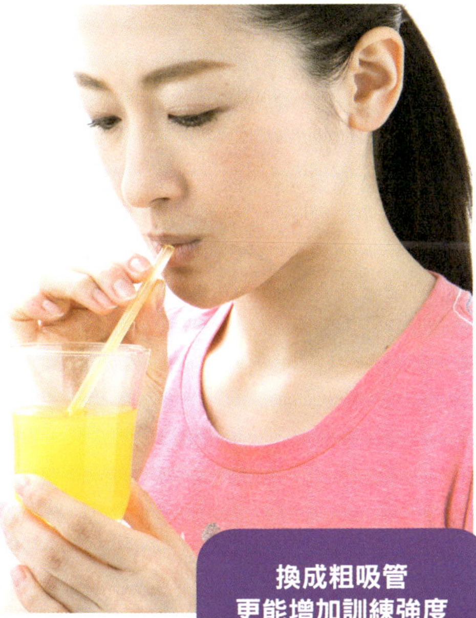

換成粗吸管
更能增加訓練強度

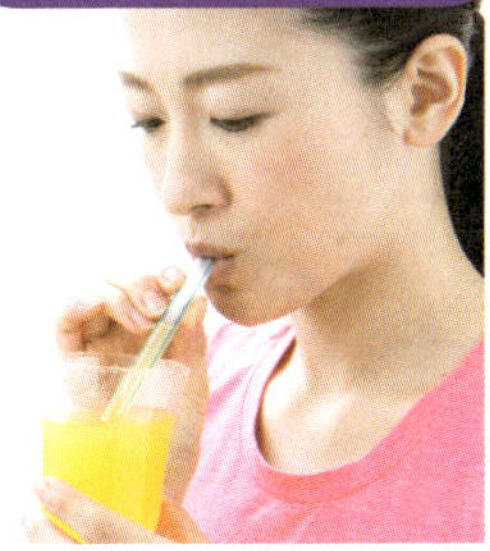

用吸管吸時，請感受一下飲料的顏色和吸取飲料時的聲音。此外，也要想像飲料的味道。
飲料流進喉嚨無法呼吸時，請低頭以避免飲料流進喉嚨。

吹氣

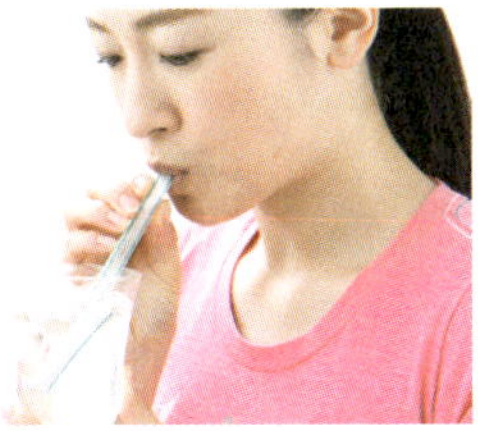

吹氣指的是透過吸管吐氣。吹氣是一種吐氣訓練，吐氣對吞嚥力嚴重衰退的人很有幫助。

用水杯喝飲料也 OK

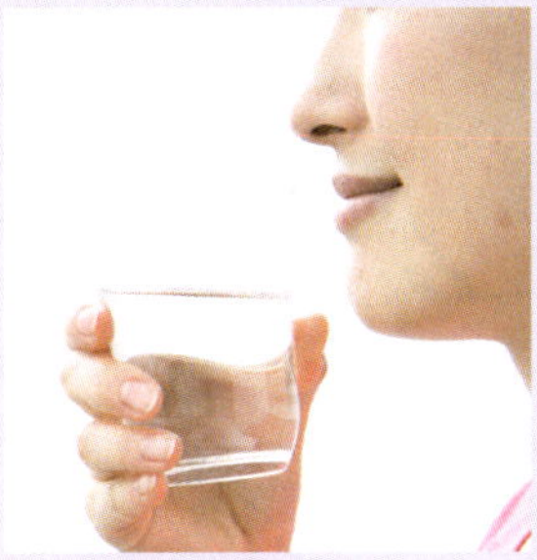

若吸力尚未衰退，也可以不用吸管，而用杯子將飲料送入口中。

Step 2

把飲料短時間含在嘴裡

這個訓練是要鍛鍊舌頭，讓它能夠含住食物或飲料。

把飲料含在舌面。此時，請感受飲料的味道、香氣、溫度與觸感。含住的時間以十秒為目標（自我檢查時間的三分之二也可以）。

若有假牙，液體會從牙齦與假牙的縫隙流出去。有裝假牙的人，請試著讓舌頭捲成碟子狀，把液體含在舌頭上面。

無法讓舌頭呈碟子狀的人，請儘可能讓兩側的臉頰往內側靠，防止液體從舌頭的側邊漏出去。

把飲料含在口中十秒

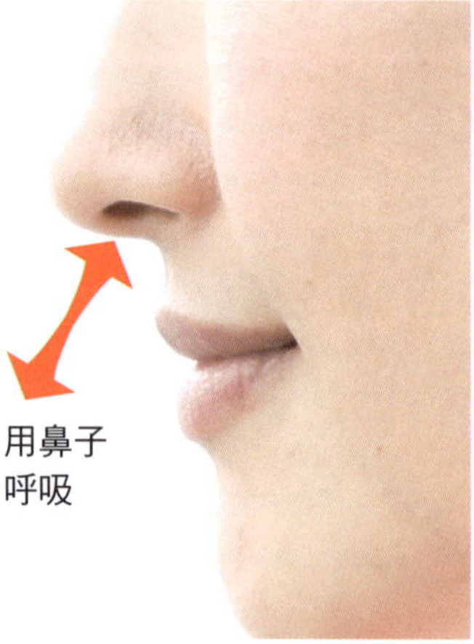

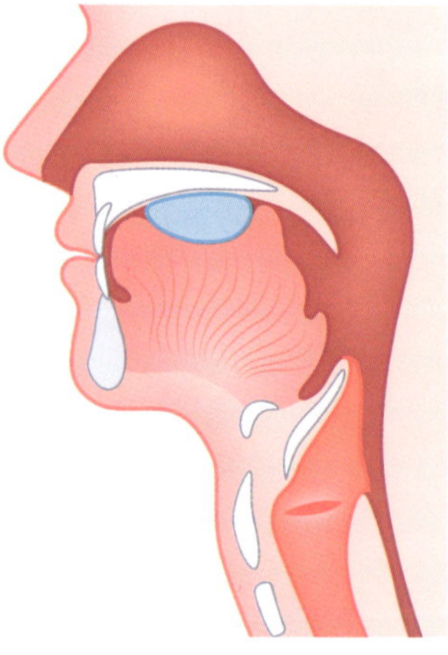

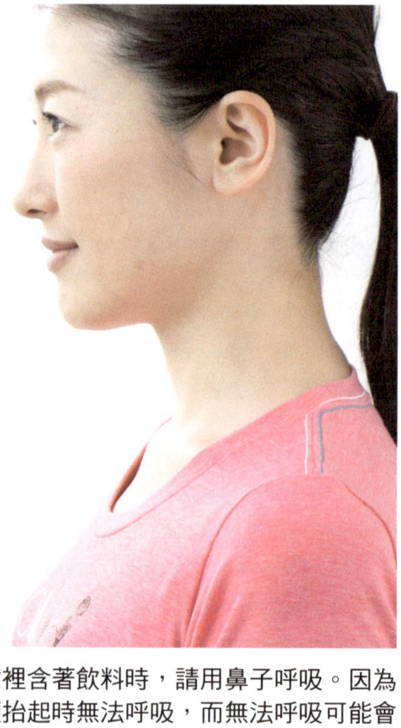

當嘴裡含著飲料時，請用鼻子呼吸。因為喉頭抬起時無法呼吸，而無法呼吸可能會有些難受。
如果飲料流到喉嚨導致無法呼吸時，請將頭向前傾，避免飲品繼續流入喉嚨。

Step 3

確實嚥下液體

我們是先抬起喉頭接著才吞嚥。吞嚥的瞬間，下巴會往內縮。用力吞嚥時，吞嚥肌收縮，下巴的下側會有些隆起變硬。如果張開嘴巴，因為下巴無法固定，會較不容易吞嚥。

喉頭抬起時，就不能呼吸。在吞嚥前，請先留意自己的呼吸，吞嚥時，先輕輕吸一口氣後再動作。

確實咬合，一邊收下巴一邊吞嚥

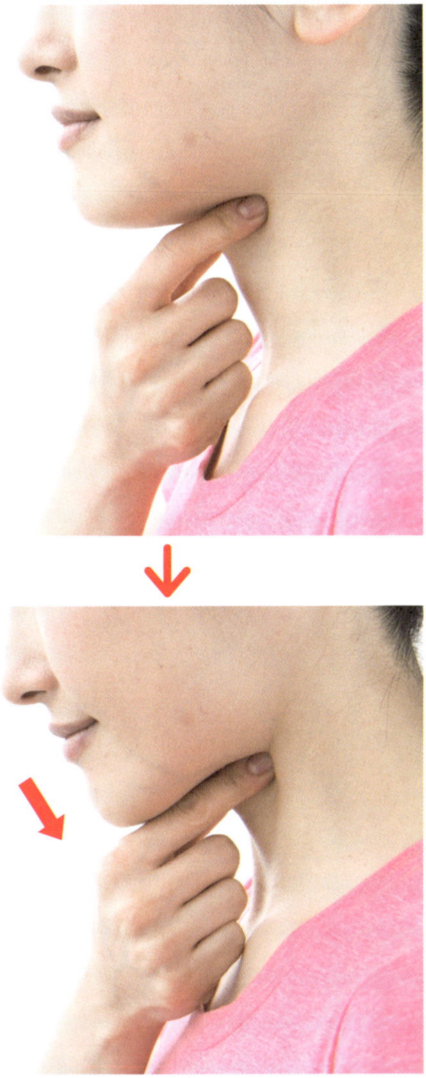

在收下巴的瞬間抬起喉頭。此時，舌頭會頂住上顎，吞嚥肌要用力向飲料加壓。
手指輕輕放在皮膚上觸摸。
用手指確認喉頭有抬起。
請不要用手指強壓喉頭，或是試圖用手指抬起喉頭。

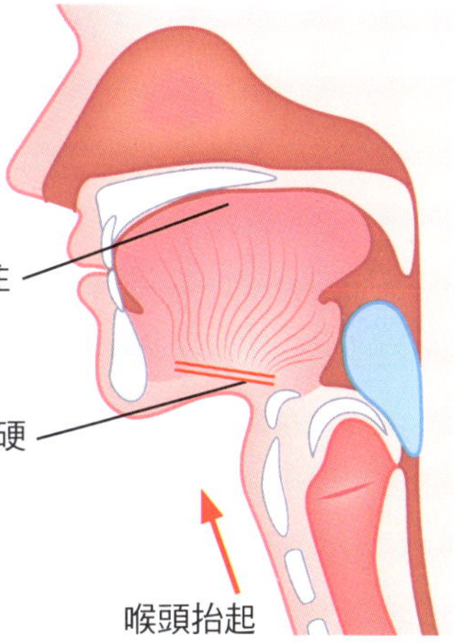

Step 4

讓喉結（喉頭）維持抬起

這是維持喉結（喉頭）抬起的訓練。吞嚥時，確認❶喉頭有往上方移動，並維持靜止不動，❷下巴下側的肌肉持續用力，❸舌頭持續頂住上顎。

要運用吞嚥肌確實抬起喉頭。喉頭抬起時會無法呼吸，飲料若沒辦法一次喝完，分兩、三次喝也沒關係。請在全部喝完之後，維持喉頭抬起。若有液體殘留在喉嚨，喉頭降下時，液體就會流進氣管，可能會嗆到。

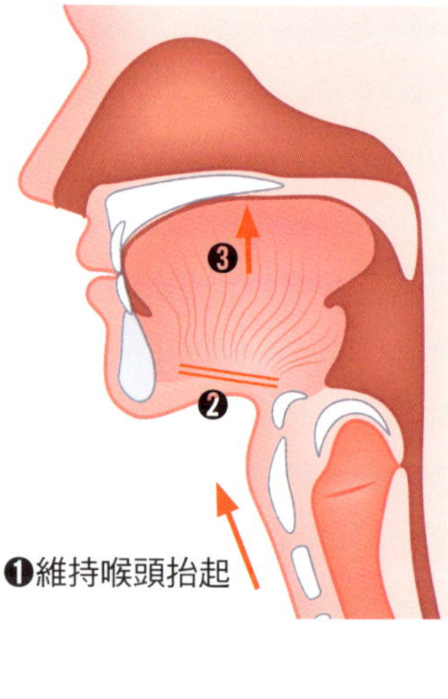

吞嚥時，維持喉頭抬起的狀態五秒鐘

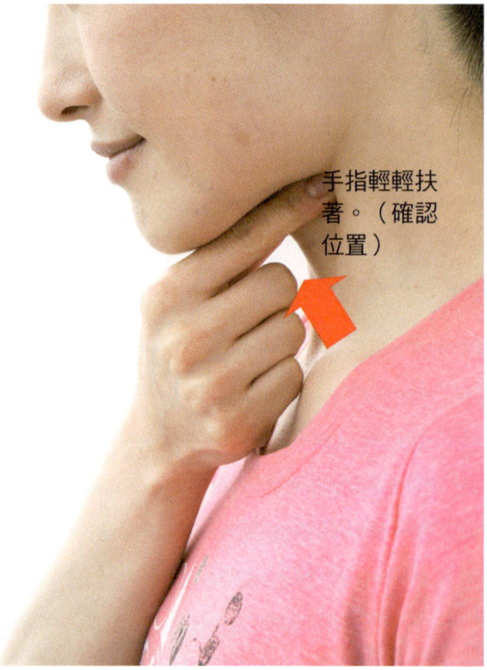

若無法維持五秒鐘，也要盡量做到最大極限時間的三分之二左右。若無法抬起喉頭維持不動，請先從能依照自己的意志活動喉頭開始練習。

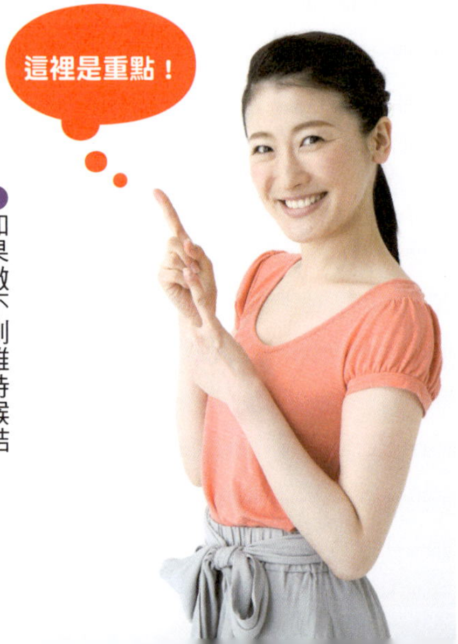

●如果做不到維持喉結抬起，可以慢慢練習設法達成。想要能按意志活動喉結，請參照68至77頁。

Step 5

大力吐氣

最後，大力吐出空氣。為了確實吞嚥，確實呼吸也很重要。就算不小心誤吸了，只要能確實吐氣，就能防止肺炎或窒息。訓練時的呼吸法，無論採用胸式、腹式都無所謂。不過，請有意識地選用其中一種呼吸方式。

（關於呼吸法，請參照100、101頁）

張開嘴巴大力吐氣

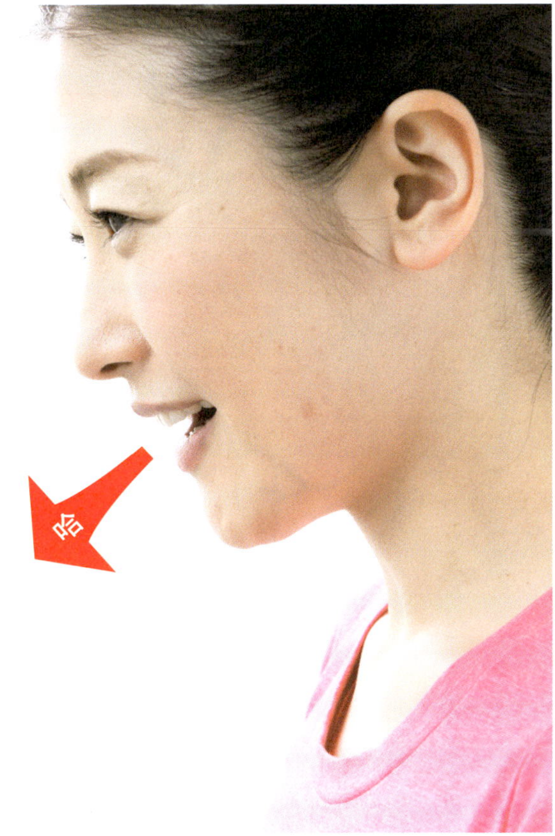

吞嚥完畢後，試著大口呼氣。有時自己以為已經確實吞嚥了，但液體卻還殘留在喉嚨裡。
這種時候，一旦喉頭降下，液體就會馬上流進氣管。
在吞嚥之後吐氣，液體就不會進入氣管，也就不容易嗆到或咳嗽了。

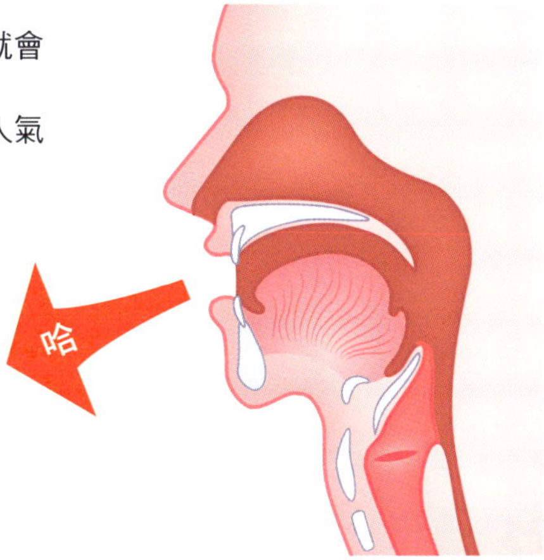

的訓練總整理

吞嚥訓練②是要有意識地進行吞嚥動作。吞嚥力尚未大幅衰退的人，一天只要做二到三次即可，一次訓練的時間約需三十秒左右。

在這個訓練中會嗆到的人，不使用飲料，只用意象訓練（imagery training）的方式進行同樣的動作，也能充分達到訓練效果。

Step1

用吸管吸起飲料

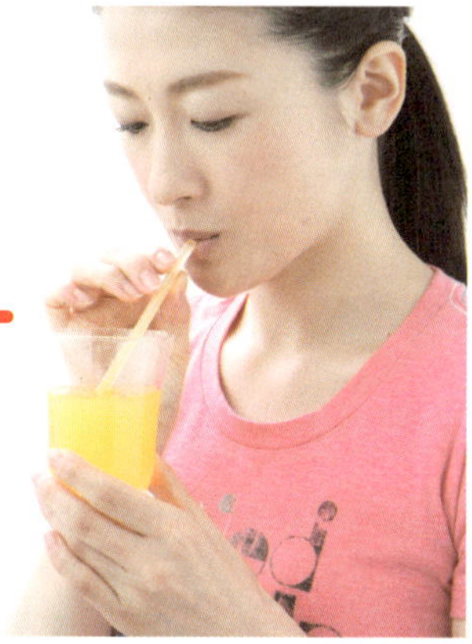

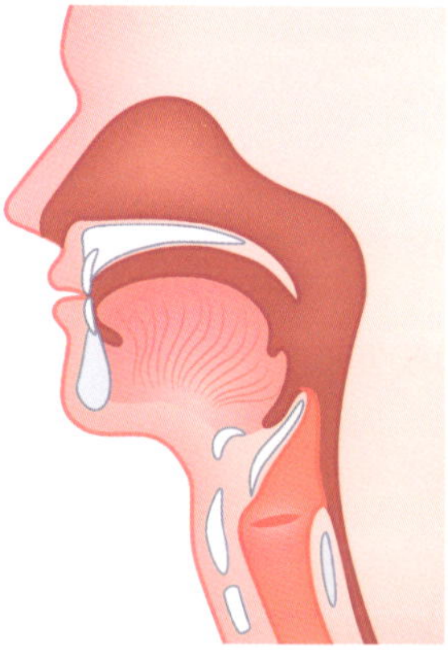

強化吸的能力。吸取較為濃稠的飲料，或是用較粗的吸管時，訓練強度就會加重。若沒有吸管，用杯子喝也無妨。

Step2

把飲料暫時含在嘴裡

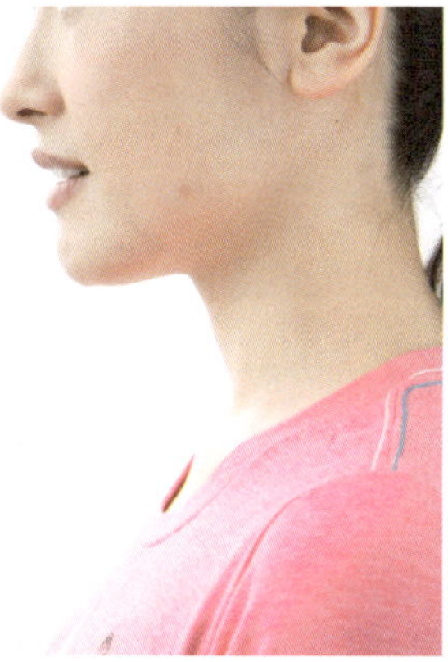

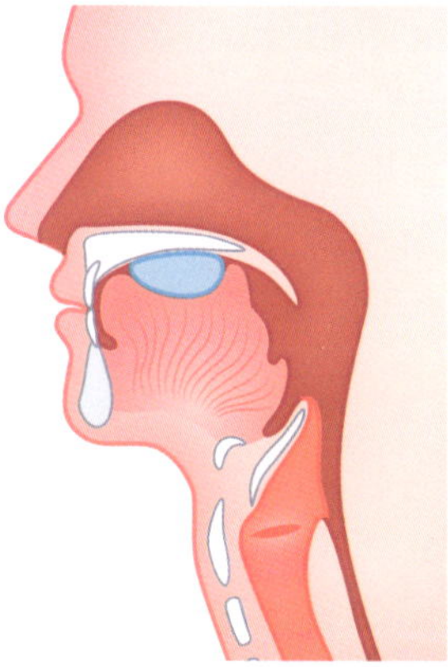

把液體含在舌頭與硬顎之間十秒鐘。請想像用舌頭和硬顎做出一個杯子的感覺。這個訓練要鍛鍊的是舌頭維持形狀的能力。

●若無法維持抬起喉結，請參照68至75頁。

吞嚥訓練 ❷

鍛鍊吞嚥肌

Step3

確實嚥下液體

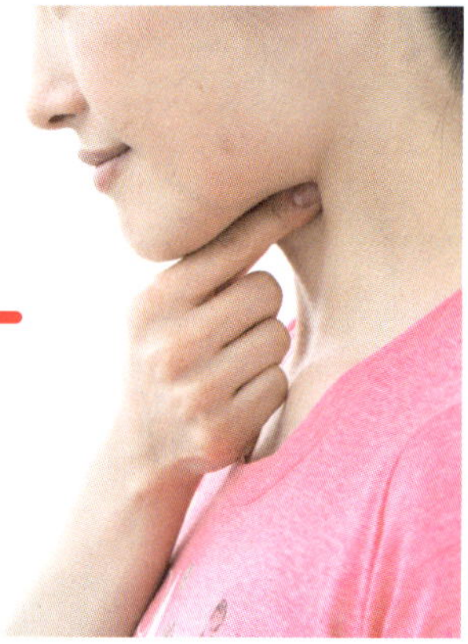

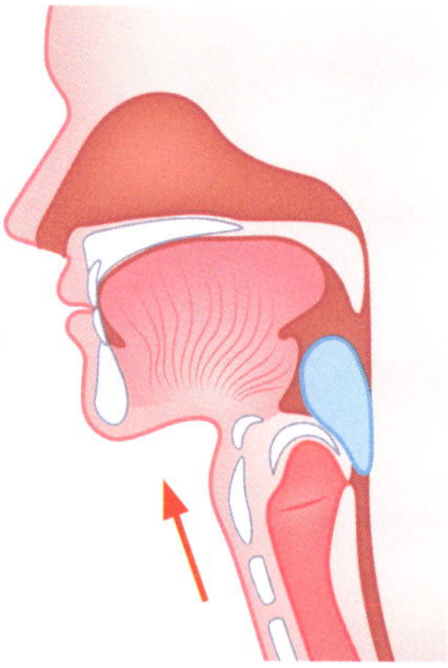

收下巴、牙齒咬合，確實抬起喉結。請有意識地進行吞嚥的動作。

Step4

讓喉結維持抬起

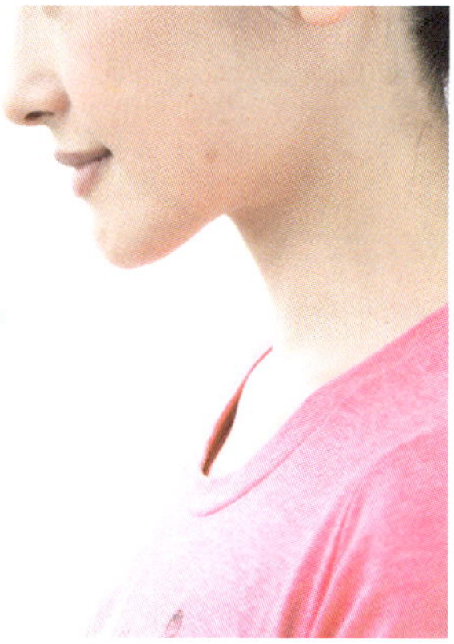

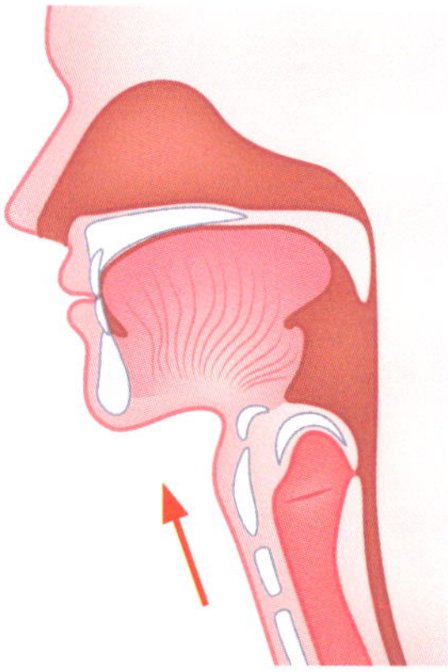

這個訓練要鍛鍊的是抬起喉結的能力。維持抬起喉結五秒鐘，就算做不到，也請有意識地確實抬起喉結。

Step5

大力吐氣

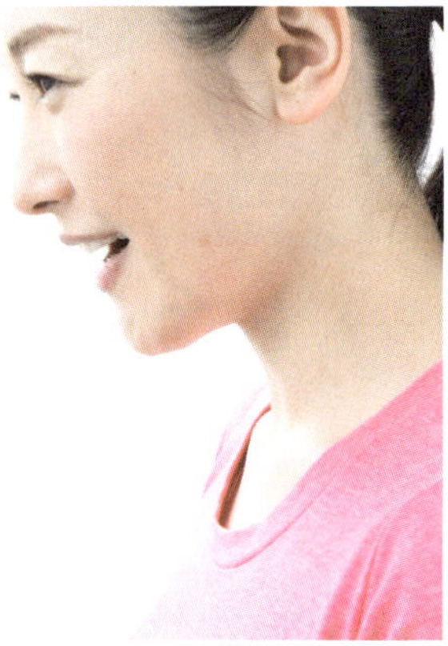

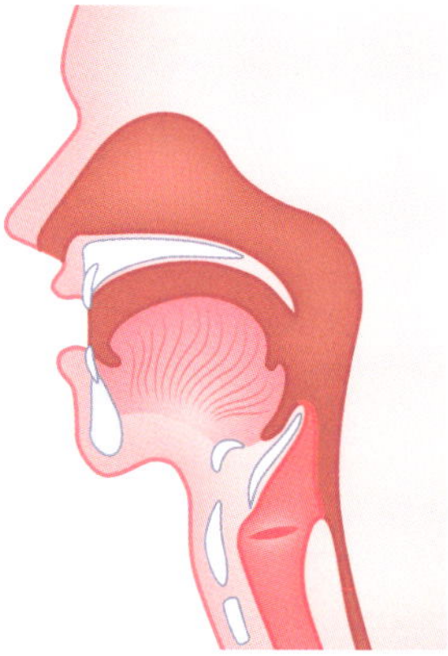

鍛鍊吐氣的力量。若能確實吐氣，就可以防止飲料流進氣管。

吞嚥訓練③

鍛鍊舌頭的訓練

這項訓練特別推薦給在自我檢查中，喉嚨感覺遲鈍與舌頭活動力衰退的人。

1 鍛鍊喉嚨與舌頭感覺的訓練

這項訓練特別推薦給在自我檢查中，想提升喉嚨感覺與咽反射變差的人。

用冰過的湯匙輕輕碰觸軟顎與舌頭

用冰水冰過的湯匙碰觸軟顎（參照下圖）與舌頭。冰的東西能刺激黏膜、強化舌頭和喉嚨的感覺。也請確認當用湯匙用力碰觸軟顎時，是否會引發咽反射。若沒有產生咽反射，請想像一下發生時的感覺。

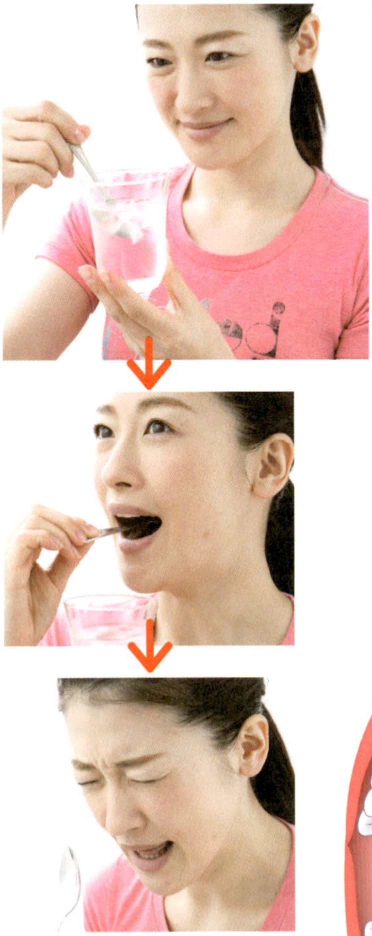

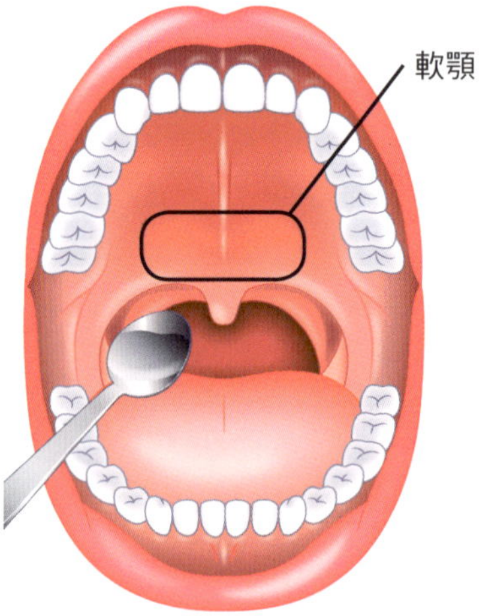

目標

請用小湯匙輕觸軟顎與舌頭。試著感受湯匙的冰涼，與碰到湯匙時的感覺。

2 改變舌頭形狀的訓練

這項訓練特別推薦給自我檢查中無法靈活活動舌頭的人。

1 用湯匙背面按壓舌頭的正面與側面

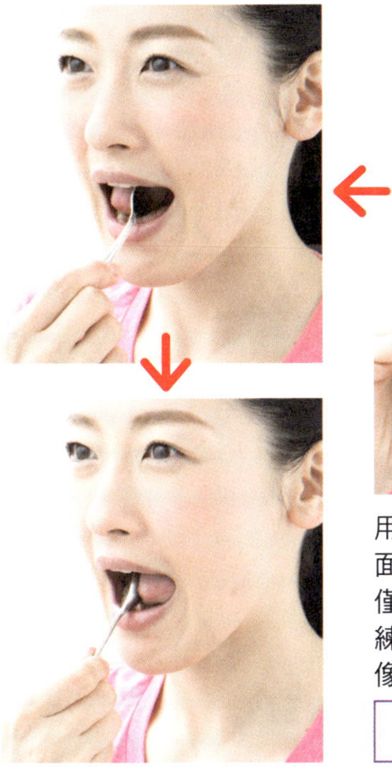

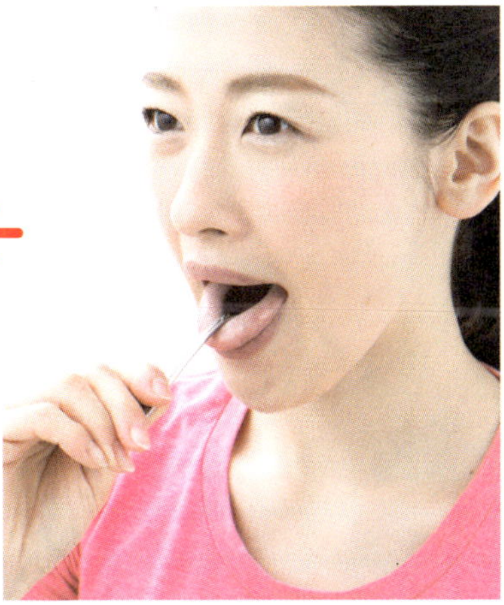

用湯匙的背面按壓舌頭正面與側面，然後用舌頭把湯匙頂回去。僅僅前後左右活動舌頭，對舌頭的訓練強度並不夠。活動舌頭時，要就像在推抵湯匙的背面一般用力。

舌頭的訓練請參照78至81頁

2 用舌頭填滿湯匙的凹面

用舌頭填滿湯匙的凹面。請用湯匙的凹面，從各種角度觸碰舌頭。調整舌頭的形狀以填滿湯匙凹面，藉此讓舌頭靈活活動。

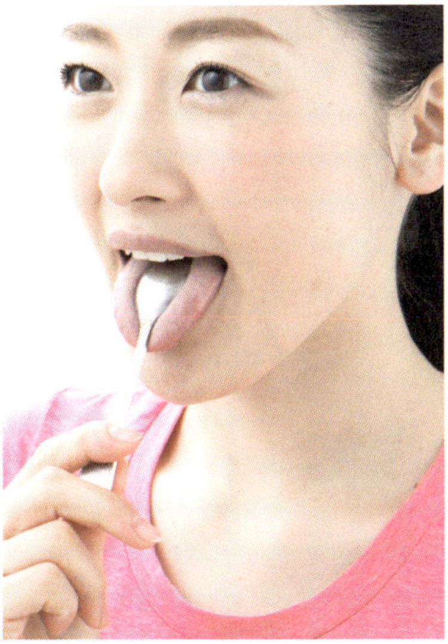

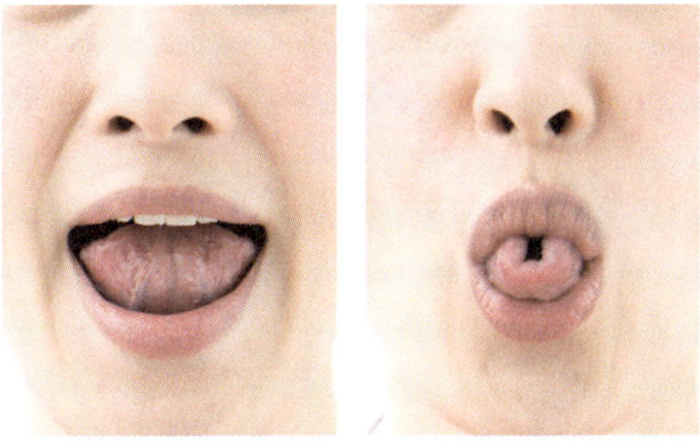

●自我檢查中的舌頭運動（42頁）也是一項不錯的訓練。

3 讓舌頭和喉頭連動的訓練

活動舌頭，喉頭也能變得更靈活

在吞嚥動作中，最重要的就是活動喉結所在的喉頭。然而，有不少人就是很難掌握住活動喉頭的訣竅。總是抓不住訣竅的人，不妨試著活動舌頭看看。舌頭和喉頭是相連的，大幅度活動舌頭時，喉頭也會順勢被牽動。藉由活動舌頭，就能抓住活動喉頭的訣竅。

舌頭和喉頭是相連的

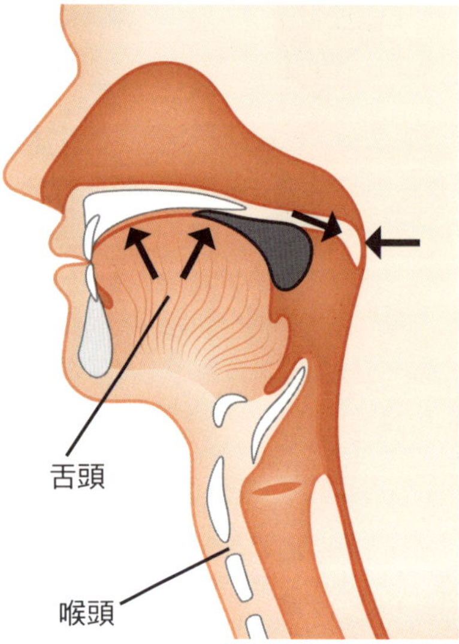

Step1
當舌頭向上抬時，也感覺喉頭抬起

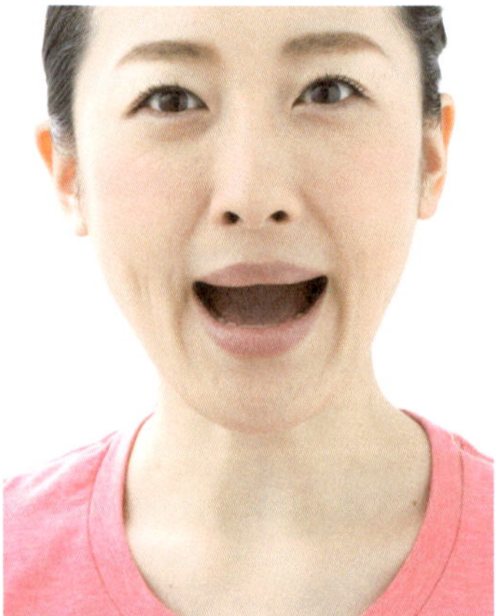

彈舌

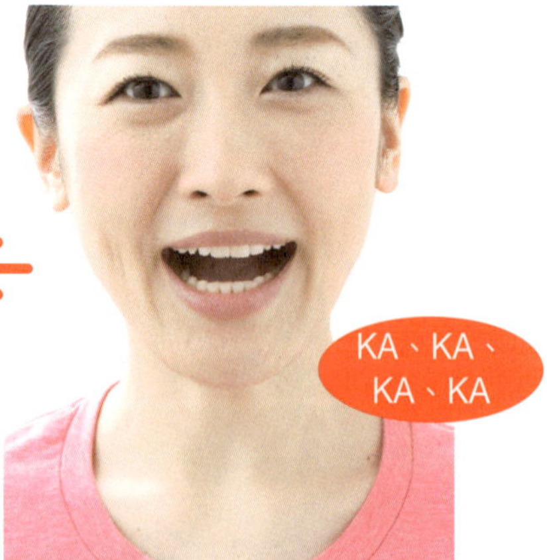

張大嘴巴，大聲地說「KA、KA、KA」

Step2
活動舌頭，感覺喉頭上下移動

①讓舌頭大幅度地往前後左右活動

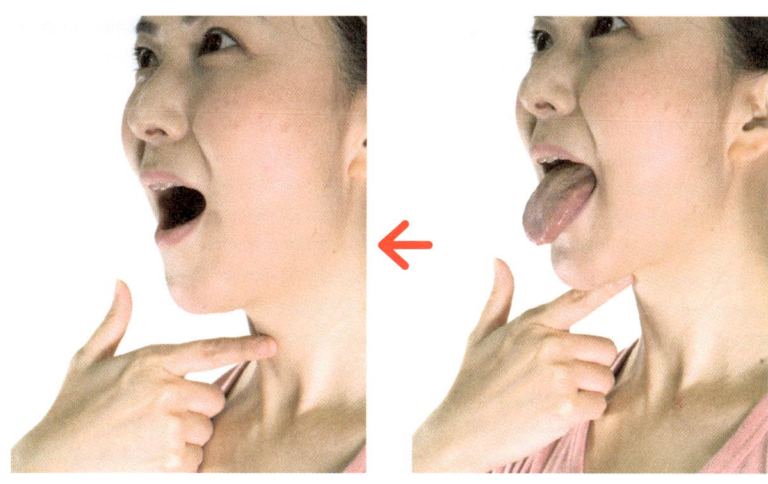

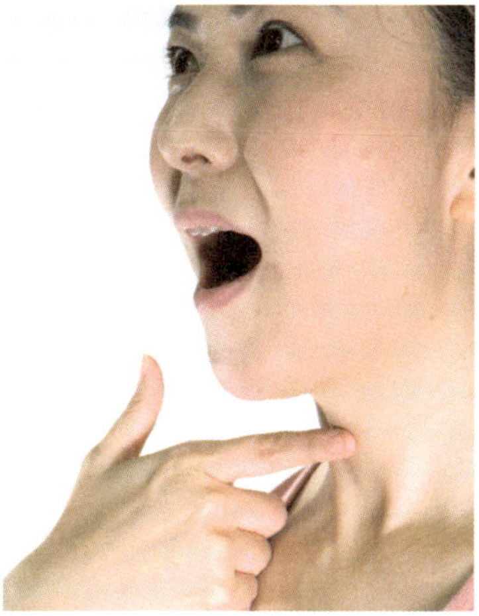

儘可能往後收回舌頭。

儘可能向前伸出舌頭。

②大聲發出聲音

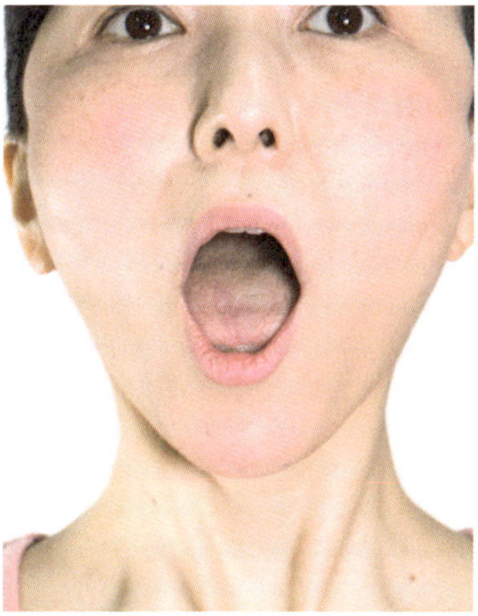

張大嘴巴，用較高的音發出「ㄏㄧ～」的音。

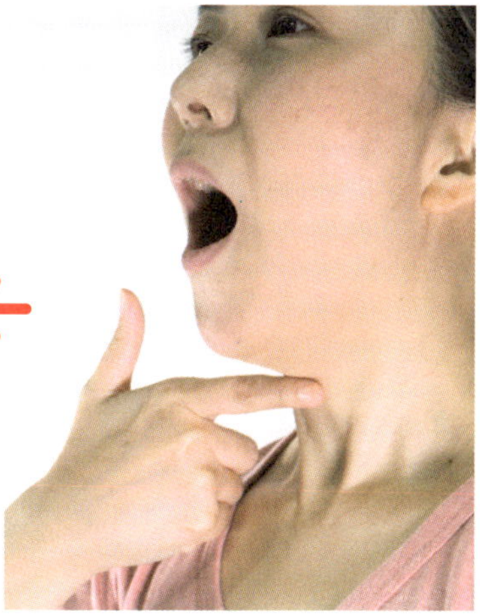

張大嘴巴，用較低的音發出「ㄡ～」的音。

輕觸頸部前側，一邊感覺舌頭與喉頭的連動，一邊動作。

用身體記住吞嚥方法，吞嚥力就會有顯著改善

三項吞嚥訓練當中，①記住吞嚥方法的訓練，是為了正確執行訓練②鍛鍊吞嚥肌所需的訓練。

記住「吞嚥方法」是第一步

我們是反射性地吞嚥，所以就算什麼都不想也能嚥下食物。然而，就因為我們是什麼也不想地持續吞嚥，所以沒思考過按意志吞嚥這件事。自然不明白該如何確實抬高喉頭、用力吞嚥，並刻意慢慢吞嚥這些動作。

在自我檢查中，你能抬起喉頭嗎？做不到的人，不妨把這個危機視為一個轉機。

趁此機會，透過按意志活動喉頭、掌握不會嗆到的吞嚥方法，你的吞嚥力就會有顯著改善。一旦能夠按意志確實活動喉頭和舌頭，食物就不容易進入氣管，發生吸入性肺炎或窒息的風險也會顯著降低。

掌握不會嗆到的吞嚥方法

讓我們理解吞嚥動作的原理之後，再實際用身體去記住吞嚥的動作。

首先，在日常生活當中，要先用身體去感受吞嚥時身體是如何運作的。

一開始，什麼都別想，只在吞嚥時持續觸摸頸部前側。持續觸摸一段時間後，自然就能慢慢明白喉嚨是怎麼活動的。吞嚥時，活動的部分是喉頭。如果可以，不妨確認一下喉結的位置。如果不知道喉結的位置也沒關係。重要的是，去感覺吞嚥時頸部前側在動這件

事。

接著，在吞嚥的時候觸摸下巴的下側，就會發現吞嚥肌變硬。把喉頭往上拉的肌肉就是「吞嚥肌」，吞嚥時應該能感受到這塊肌肉緊繃變硬的感覺。此外，也試著確認舌頭活動的方式，會發現舌頭頂住了口腔內面的上壁。

讓喉頭活動自如的三個步驟

①從理論理解吞嚥動作（26至29頁）

②能按意志重現吞嚥動作（70至73頁）

③能抬起喉頭並維持不動（74、75頁）

感受吞嚥時身體的運作

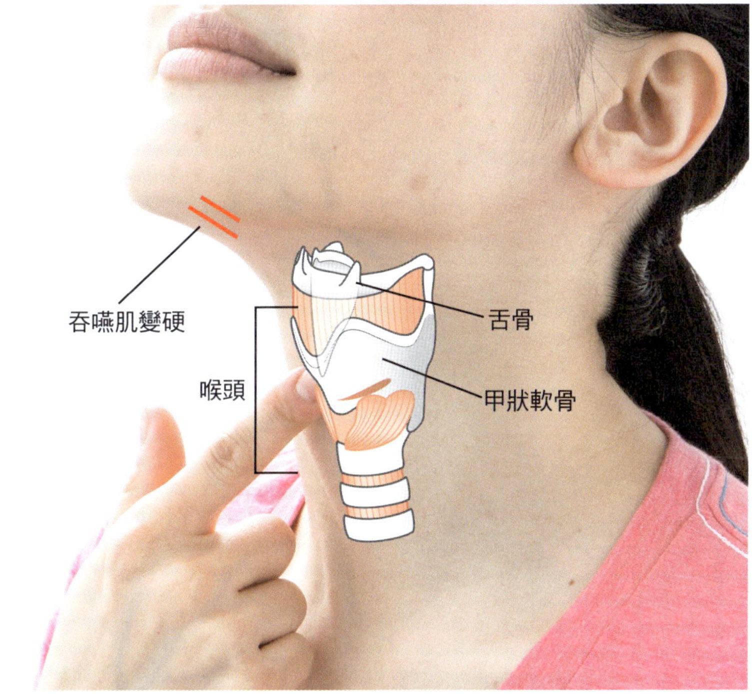

方法

①什麼都不想，用手指觸摸頸部
②吞下某物
③感受頸部有某部分（喉頭）在動
（位於下巴下側的「吞嚥肌」變硬。舌頭頂住上顎）
反覆進行這個動作

熟悉之後請開始進行吞嚥訓練①（54、55頁）

※請想像舌頭和喉頭是一體的並向上抬起。

使用飲料讓訓練更容易

使用飲料訓練，可以更容易掌握用力的方式與吞嚥的時間點，也比較容易記住吞嚥的方法。此外，由於喉嚨可以感覺到液體，所以也比較容易增強喉嚨的感覺。

用常溫水練習

首先，請用常溫水來練習。因為常溫水無臭無味，是喉嚨最不容易辨識的液體。此外，由於一般的水不含蛋白質等成分，就算少量誤吸，也不至於引發肺炎。如果喝常溫水不會嗆到，用其他飲料來進行訓練，幾乎也不會有什麼問題，但為了安全起見，還是建議用常溫水來練習。

誤吸時要確實嗆出！

喝水發生誤吸時，就好好地嗆出。因為「嗆出」是異物進入氣管時，身體用吐氣吐出異物的動作，若能確實嗆出，就能防止異物引發肺炎。所以誤吸時，一定要確實嗆出。

嘗試增加吞嚥時的負荷

若只無意識地喝水，有時也無法理解是怎麼吞嚥的。這種時候，不妨試試增加吞嚥時的負荷。譬如刻意增加吞嚥的量，或是縮短每一次吞嚥之間的間隔、用不舒服的姿勢吞嚥等。如此一來，就能更容易意識到自己是如何吞嚥的。

（注意事項）吞嚥之前請先漱口，確認口中或喉嚨裡沒有殘留食物殘渣。喝水誤吸頻率高的人，請不要做這項訓練。

❶一口喝下較多量的水

把水積在口中，準備吞嚥。

能夠吞嚥的量因人而異，所以請喝下你感覺稍微多一點的量。

吞嚥時感受你的動作。熟悉動作之後，用力吞嚥。

❷每五秒吞嚥一次反覆進行六次（三十秒）

縮短吞嚥的間隔時間。習慣之後，有意識地進行吞嚥的動作，用力地吞嚥。用力吞嚥五、六次後，下巴的下方會開始覺得疲累。如果無法做到，每十秒吞嚥一次也沒關係。

❸微微仰頭吞嚥

故意嘗試用不好吞嚥的姿勢吞嚥。吞嚥時，如果微微收起下巴，吞嚥肌收縮，會比較容易吞嚥。相反地，抬高下巴時，就會變得不好吞嚥。試著去感受不好吞嚥的感覺。抬高下巴吞嚥時，會更容易觸摸到頸部前側與下巴下側，也更容易感受到肌肉的收縮和喉頭的活動。

增加吞嚥的強度

❶一口喝下較多量的水

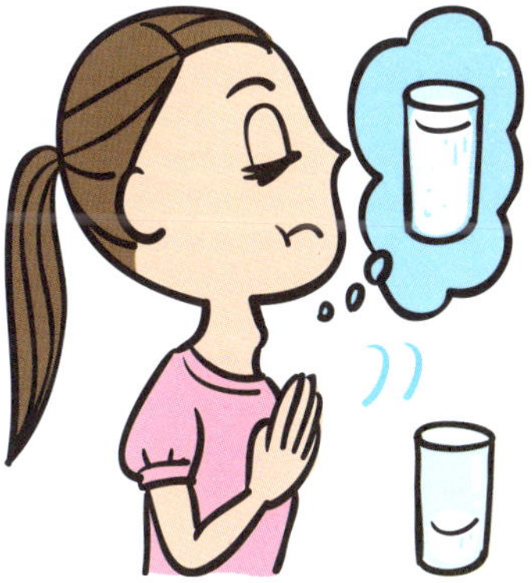

❷連續進行吞嚥動作

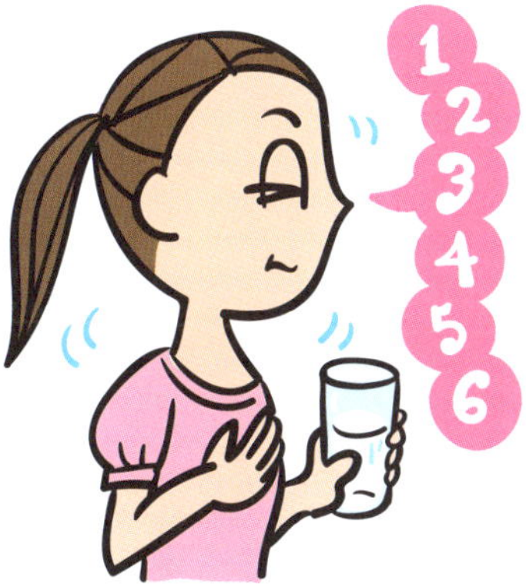

❸微微仰頭吞嚥

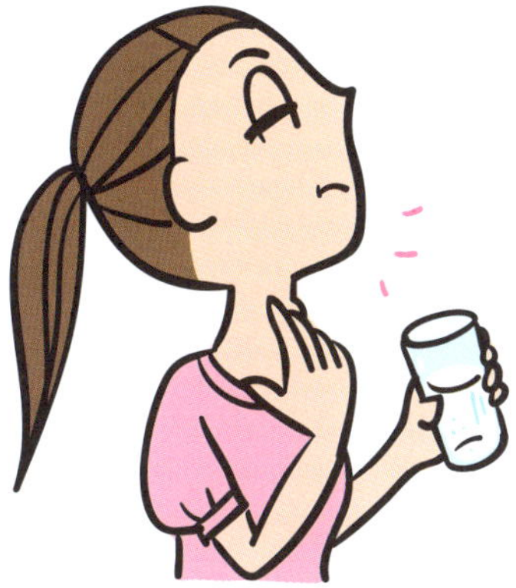

能夠重現吞嚥動作

如果反覆進行喝水練習，感覺好像已知道吞嚥的方法後，就要開始練習不會誤吸的吞嚥動作。

重點為以下五項。不妨試著用常溫水練習。

①下巴下方的吞嚥肌要用力，抬高喉結（喉頭）
②微微收起下巴
③確實緊縮喉部空間，屏住呼吸
④舌頭完全頂住上顎
⑤牙齒輕輕咬合

吞嚥時「吞嚥肌」試著用力

在一邊用拇指觸摸著吞嚥肌一邊吞嚥時，試著用比無意識吞嚥時更大的力氣慢慢地吞嚥。除了吞嚥肌變硬之外，也要抬高喉頭，讓舌頭頂住上顎。不曉得怎麼用力時，只去想像「抬起喉結」、「舌頭頂住上顎」也沒關係。在出力練習之前，先在平日用餐時，一邊用手指觸摸頸部的前側，或者是下巴下側的吞嚥肌，一邊確認動作。藉由每天反覆練習，漸漸就會明白用力的方式。有時，突然要將以往完全依賴反射（自動）的動作，切換成靠自己的力量（手動）來進行是有難度的。讓我們花點時間慢慢把自動切換成手動吧。

方法

手指觸摸喉嚨，慢慢地用力喝水。

注意

如果誤吸食物，會有肺炎或窒息的風險，所以在進食時用吞嚥肌用力吞嚥的訓練，請在有自信不會誤吸後再進行。請以用常溫水能確實做到吞嚥動作的訓練為優先。

不嗆到的吞嚥方法

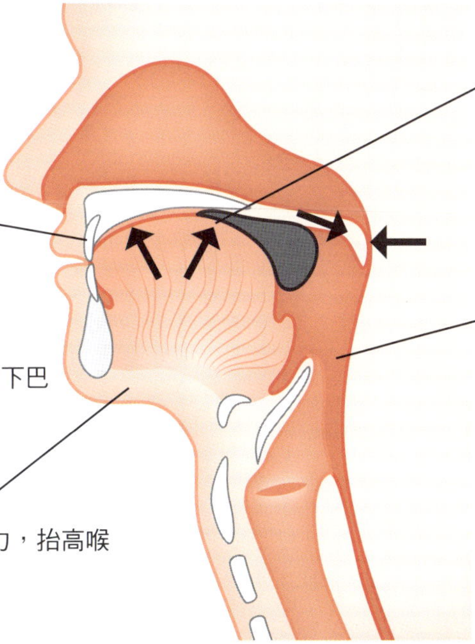
④舌頭完全頂住
上顎
⑤牙齒輕輕
咬合
③確實擠壓喉部
的空間，屏住
呼吸
②微微收起下巴
①吞嚥肌要用力，抬高喉
結（喉頭）

用全力吞嚥（十次）

吞嚥肌用力，全力吞嚥十次。

將以往無意識的吞嚥，改為用力吞嚥。手指觸摸吞嚥肌，並想像喉嚨的動作、口腔內部，然後吞嚥。如果吞嚥力衰退，就算一開始能做到幾次連續吞嚥，後半也會開始感到疲累，漸漸就做不到了。

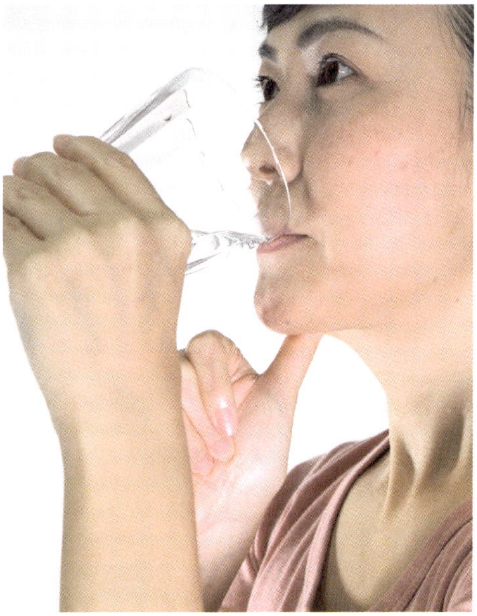

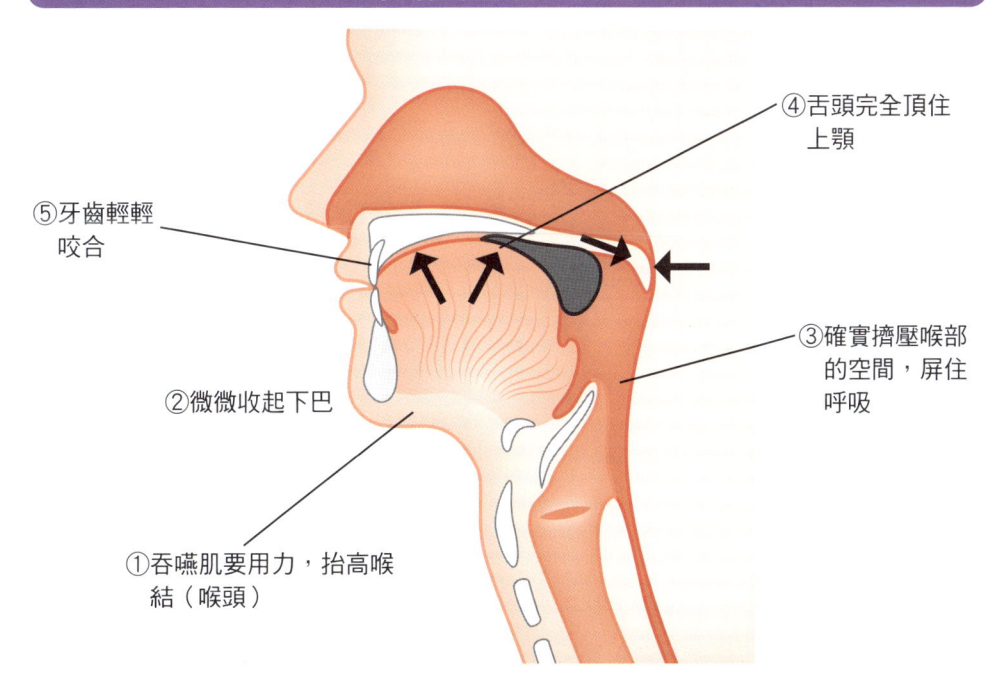

方法

用全力喝水（十次，每六秒一次）

能夠維持喉頭抬起並靜止不動

用力活動喉頭
提高吞嚥的儲備能力

要擁有真正的吞嚥力，只靠正常吞嚥是不夠的。要儲備能游刃有餘、從容不迫吞嚥的「喉嚨力」，才可以放心。能游刃有餘、從容不迫地達成某件事的能力，稱為「儲備能力」。

舉例而言，如果步行功能的儲備能力夠高，可以跑步或是爬樓梯，那麼一般的步行就很容易。同樣地，如果我們能夠遠超過平時的吞嚥動作，強力活動喉頭，就能說吞嚥的儲備能力夠高。如果能掌握按意志吞嚥的訣竅，我們就能開始以比平常活動更大的程度來活動喉頭，以提升吞嚥力的儲備能力。

首先，要鍛鍊吞嚥肌，提升抬高喉頭的能力。這可以藉由抬高喉頭後維持不動，對吞嚥肌施加強力負荷的方式來鍛鍊。

確認喉頭是否抬高並靜止不動的方法

一般七十歲之前的人都能巒快學會這個方法，但七十歲之後，隨著年齡增長就會愈來愈困難。年紀漸長之後，喉頭抬起的高度會變得比較不夠，有時就算用手指觸摸，也很難感覺喉頭是否有維持抬起。

此外，即使想維持喉頭抬起，但喉頭也可能不自覺地緩緩下降，所以就算用手指觸摸，有時也很難確認喉頭是否保持抬起。女性的喉結較小，有時也會難以辨認喉頭是否有抬高並維持靜止。

掌握不到訣竅時，請多用喝水練習，才能掌握用力的部位。

抬高喉頭並靜止不動

吞嚥後請持續在吞嚥肌變硬的地方用力。請以感受到下巴下側的疲勞為目標。

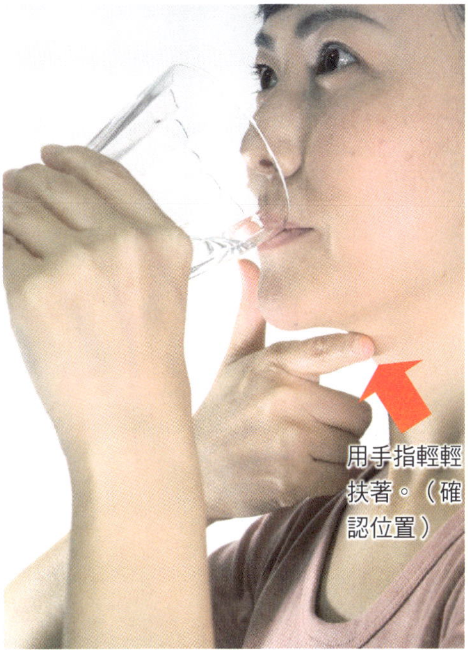

方法

1. 手指觸摸頸部前側，喝水之後在喉頭上抬的地方持續用力。

2. 放鬆並吐氣（喉頭回到原本的位置）

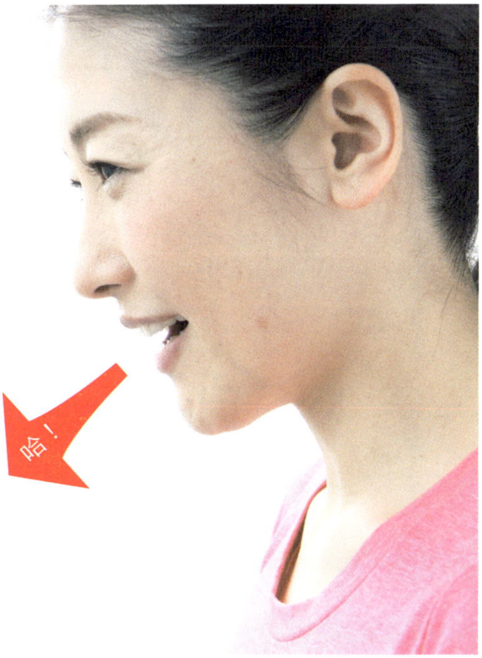

❶如果可以，不妨以讓吞嚥肌感到疲累為目標。反覆練習自然就能掌握住訣竅。

❷可以從只抬高一瞬間或幾秒鐘開始，習慣之後，以停留五秒、十秒的長時間為目標。只是，抬高喉頭維持靜止時，呼吸也會停止，所以當感到不適時請馬上停止動作。

❸吞嚥力衰退時，可能無法一次就把液體全部喝完，部分會殘留在喉嚨。在液體一直殘留在喉嚨的狀態下持續抬高喉頭，一放鬆下來時，殘留在喉嚨液體就有可能流進氣管。因此，使用飲料進行訓練時，首先請集中精神在確實嚥下液體上。

❹若在放鬆的瞬間吐氣，可以防止水進入氣管中。

上下活動喉頭

若能大幅度上下活動喉頭，吞嚥動作就會變得流暢，也更容易抓到吞嚥的時機。此外，喉頭若能往下移動，喉部的空間擴大，也可以改善聲音響亮的程度。

喉頭抬起

在沒有吞嚥任何東西的狀態下進行吞嚥，稱為「空吞嚥」。抬高喉頭的動作，只要練習空吞嚥就可以。若無法空吞嚥，可以先藉由喝水來練習。用喝水能做到抬高喉頭的動作後，就能慢慢減少水量，再慢慢做到用吞嚥唾液，或是嘴裡什麼也沒有就能空吞嚥。人類一天吞嚥七百次，所以即使不是用喝水來練習，只要反覆練習一定能夠學會。如果能做到用力吞嚥，效果將會更好。剛開始時動作雖然不大，但反覆練習的過程中，動作就會慢慢變大。練習時不妨試著想像用舌頭頂住上顎，像是擠壓口腔空間的感覺。

方法

牙齒輕輕咬合，進行空吞嚥。

喉頭往下壓

壓低喉頭的動作，雖然不在吞嚥動作範圍之內，但可以伸展吞嚥肌，讓喉頭靈活性更好。這個動作對真正的歌手來說非常簡單。因為歌手平常就會訓練壓低喉頭、擴大喉部的空間。藉此讓聲音確實在喉部產生共鳴，發出宏亮的聲音。

※壓低喉頭是相當困難的動作。因此還是要以能用力吞嚥為優先。

上下活動喉頭

首先進行預備練習。

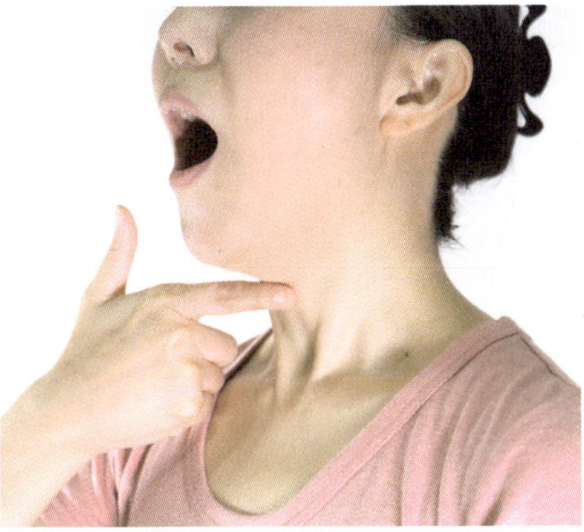

①打呵欠（右方照片）

一邊觸摸著喉頭，一邊打呵欠，感受喉頭下降的感覺。

②向前、後伸出、收回舌頭（81 頁）

觸摸頸部前側，伸出、收回舌頭，感受舌頭的動作。

收回舌頭時，用力把舌頭收回舌根處，感受壓低喉頭的力量（下巴深處會隆起）。

當舌頭向後縮時，感受下巴下側肌肉隆起的感覺。

③改變聲音的高低（81 頁）

用較低的音發出「ㄡ～」的音後，再用較高的音發出「ㄏㄧ～」的音。

若能完成預備練習，就可以開始進行正式練習。

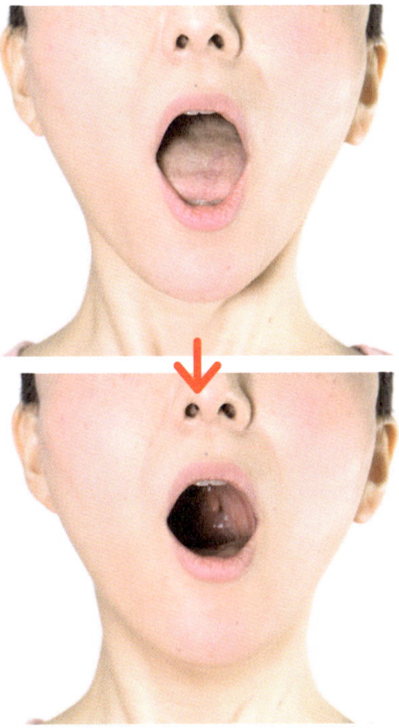

方法

1. 張大嘴巴，上下活動深處的舌頭。
   舌頭和喉頭是連結在一起的。一邊觀察口腔內部，一邊上下活動深處的舌頭。

2. 在牙齒咬合的狀態下，上下活動深處的舌頭。
   想像將一顆水煮蛋放進嘴裡，壓低舌頭深處，擴大口腔深處的空間。
   就算一開始動作不太大，但只要能掌握訣竅，反覆練習的過程中喉頭就會慢慢降低。

瞭解吞嚥時舌頭的功用

吞嚥訓練③鍛鍊舌頭的訓練，是透過鍛鍊與喉頭相連的舌頭，提升吞嚥力。

吞嚥時舌頭的功用

進食時，舌頭有以下幾項重要功用：

①調整食團成容易吞嚥的形狀

舌頭會配合牙齒咀嚼食物的功能，將食團調整得更容易吞嚥，同時，把散落在嘴巴裡的食物集中在舌面上，準備進行吞嚥。

②把食團或飲料從口腔中送進喉嚨

若食團已經集中在舌面上準備吞嚥，舌頭的正中央會頂起。舌頭正中央頂起時，會向硬顎與舌頭間的食物加壓，把食物送進喉嚨。

接著，配合喉頭抬起，舌頭會頂住上顎，喉部內的空間消失，食團進入食道。

進食時，這些動作是連續進行的。由於舌頭與喉頭相連，所以當舌頭上頂時，喉頭也會一起抬起。

進食時，舌頭會一直反覆這個動作，但因為舌頭是反射性地動，所以我們不會意識到。

吞嚥時舌頭動作的重要性

舌頭的動作有兩種。

一種是大幅度地往前後左右動作，這個動作可以除去口腔裡的殘渣。另一種則是改變形狀並移動，這個動作讓我們可以發出聲音。

這兩種動作都很重要，但是，隨著年齡增長，舌頭的活動能力會日漸衰退。特別是當我們無法順利改變舌頭的形狀時，吞嚥力就會明顯衰退。當舌頭無法順利地改變形狀時，就無法把食物好好地放置在舌面上。我們先要把食物好好放在舌面上才能吞嚥。若食物掉到舌頭底下，積在舌頭底下的食物就會延遲進入喉嚨的時間，容易導致誤吸。

此外，當舌頭無法確實頂住硬顎時，食物就無法以適當的速度送進喉嚨。這會讓抬起喉頭的時間點失準。

因此，為了維持吞嚥力，除了喉頭要能確實動作外，也必須能確實改變舌頭的形狀。

舌頭的自我檢查項目你都能順利完成嗎（42頁）？若無法順利完成，就表示舌頭的能力已經衰退。不妨進行訓練以強化舌頭機能。

吞嚥時舌頭的功能

為了在正確的時間點把食物送進喉嚨，
舌頭頂住上顎（口腔內面的上壁）的動作非常重要。

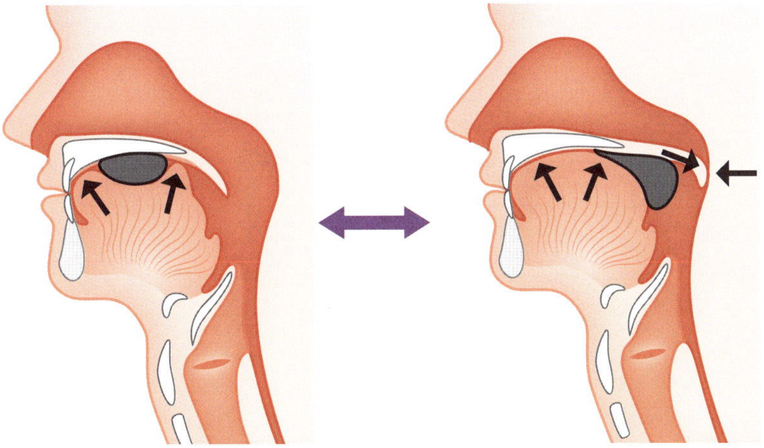

反覆交替進行這個動作。

活動舌頭讓吞嚥更輕鬆

舌頭的功用是將食物送進喉嚨，且不讓異物殘留在口腔中。除了大幅度活動舌頭、改變舌頭形狀的訓練外，也要學會透過舌頭來活動喉頭。

用舌頭帶動喉頭

如果無法按照意志活動喉頭，可以嘗試用舌頭帶動喉頭做為一種暖身練習。舌頭與喉頭相連，只要能大幅度地活動舌頭，喉頭也會一起動起來。具體而言，當整個舌面緊貼在上顎時，喉頭的位置就會抬高，舌頭大動作地向前伸或收回時，喉頭就會上下活動。此外，我們在切換聲音的高低時，也會在無意識中上下活動喉頭。不妨嘗試在發出較低的聲音後，再切換成較高的聲音。應該就能夠感受到喉頭的活動。

不過，活動舌頭以帶動喉頭時最重要的是，要先觸摸喉頭。所謂的吞嚥就是上下活動喉頭，所以意識喉頭的活動至關重要。

①要能大幅度地活動舌頭

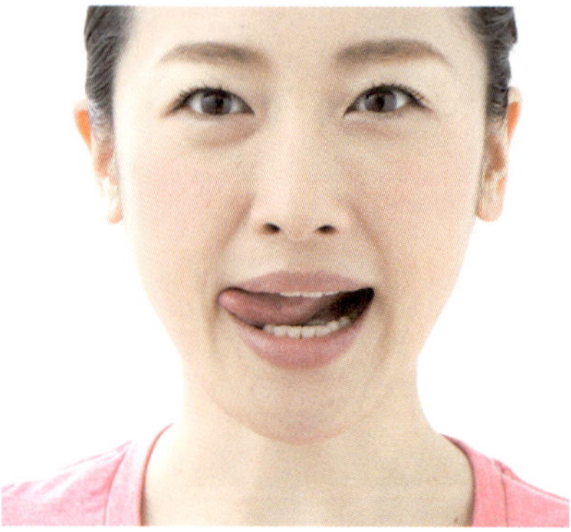

試著大幅度地前後左右活動舌頭。

②要能確實改變舌頭的形狀

要能做到這兩個動作。

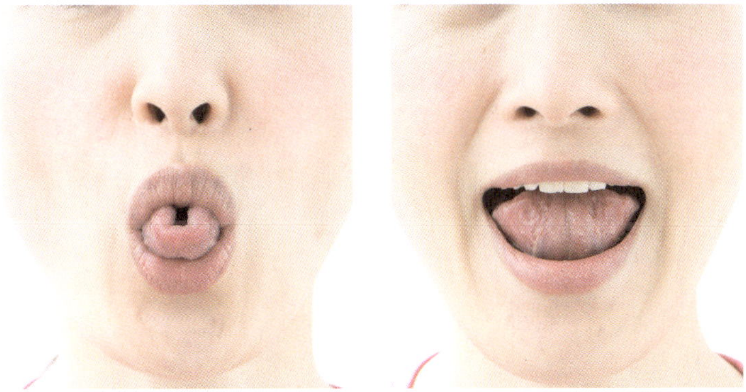

③用舌頭帶動喉頭

為了感覺喉頭的動作，一邊處觸摸著頸部前側一邊動作。
大動作地伸出舌頭、收起舌頭。

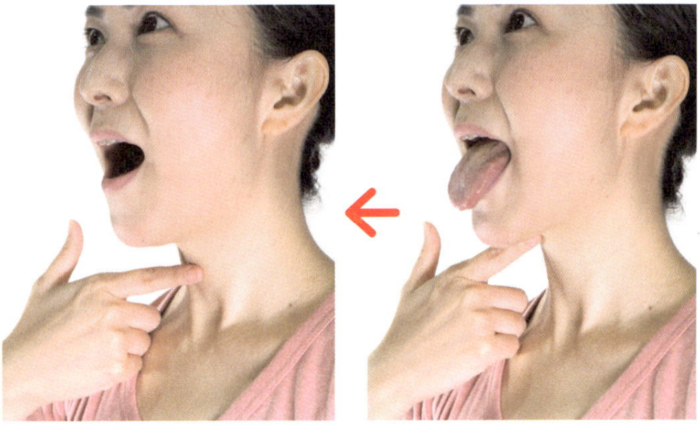

用較低的聲音說「ㄡ～」之後，再張大嘴巴用較高的聲音說「ㄏㄧ～」。（聲音愈大愈容易感受到喉頭的動作）

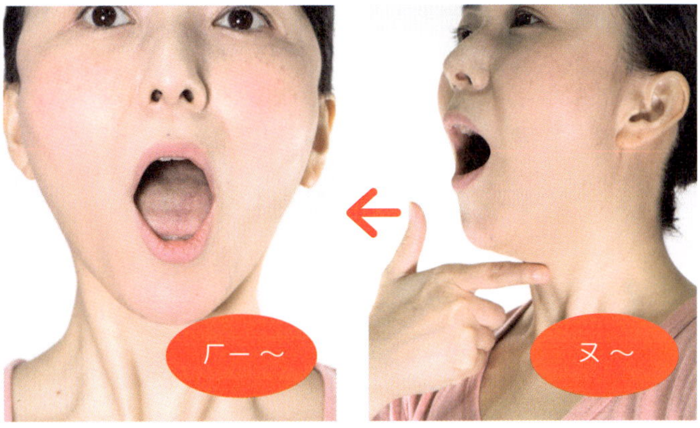

配合「吞嚥力」進行訓練！

慢慢提升吞嚥力

訓練的內容會因能力而異。

吞嚥訓練不順利的的原因有以下兩點。

①抓不到訣竅

②肌力衰退無法訓練

如果是①的情況，為了掌握訣竅，不妨試著一邊想一邊反覆吞嚥。此外，活動與喉頭相連的舌頭，試著抓到活動喉頭的感覺。

如果是②的情況，可以試著反覆練習，以增強肌力。若能鍛鍊出吞嚥肌，雖然一開始只能抬高喉頭一瞬間，也無法維持不動，但慢慢地靜止不動的時間就會變長。

以下舉出一些具體的訓練範例，請多加參考。

無法意識喉頭在動的人

❶用餐時，確認喉結的位置和吞嚥肌（69頁）

吞嚥時，在鏡子前面觀察喉結的活動。

❷一邊觸摸頸部的前側，輕輕向前伸出舌頭後，再用力往後方收回（67頁）

早中晚各三次，共九次／天

❸一邊觸摸頸部的前側，從低音的「ㄡ ～」切換到高音的「ㄏㄧ ～」（67頁）

早中晚各三次，共九次／天

❹一邊觸摸頸部前側，一邊喝水，確認喉結在動（54、55頁）

在不喝任何東西的狀態下也要能做到同樣的動作。

早中晚各三次，共九次／天

❺能夠彈舌（66頁）

所謂彈舌，是指舌頭頂住上顎再彈開並發出聲音。

為了記住舌頭頂住上顎的感覺，要練習彈舌。

能理解吞嚥動作 但無法按意志重現的人

次數以早中晚各三次，共九次／天為目標，若覺得太輕鬆就增加次數。

❶確認喉結的位置（52、53頁）

❷按意志進行吞嚥動作（54、55頁）

早中晚各三次，共九次／天

- 下巴下方用力，透過抬高喉結瞭解用力的部位。
- 配合吞嚥的時間點，記住收下巴的時機。
- 確實擠壓喉嚨的空間。
- 舌頭完全頂住上顎。
- 牙齒輕輕咬合。

❸增加吞嚥動作的強度

●一口喝下較多量的水（71頁）

早中晚各一次，共三次／天

喝下你感覺「稍微多一點」的量。

進行訓練前先漱口。

用身體記住怎麼做才能在不嗆到的狀態下吞嚥。

●以每五秒一次的速度喝水吞嚥反覆進行六次（71頁）

早中晚各一次，共三次／天

進行訓練前先漱口，確認口腔、咽頭裡沒有食物殘渣。

誤吸時，請確實嗆出。

喝水誤吸機率高的人請不要進行這項練習。

❹一邊觸摸頸部的前側，輕輕向前伸出舌頭後，再用力往後方收回（67頁）

早中晚各三次，共九次／天

❺一邊觸摸頸部的前側，從低音的「ㄡ～」切換到高音的「ㄏㄧ～」（67頁）

早中晚各三次，共九次／天

能夠按意志重現吞嚥動作，但抬起喉頭後無法維持不動的人

❶按意志進行吞嚥動作（54、55頁）

早中晚各三次，共九次／天

- 下巴下方用力，透過抬高喉結瞭解該用力的地方。
  即便只有一瞬間，也要努力在抬起喉頭後維持靜止。
- 配合吞嚥的時間點，記住收起下巴的時機。
- 確實擠壓喉嚨的空間。
- 舌頭完全頂住上顎。
- 牙齒輕輕咬合。

❷增加吞嚥動作的強度

●一口喝下較多量的水（71頁）

早中晚各一次，共三次／天

喝下你感覺「稍微多一點」的量。

進行訓練前請先漱口。

用身體記住怎麼做才能在不嗆到的狀態下吞嚥。

●以每五秒一次的速度喝水吞嚥，反覆進行六次（71頁）

早中晚各一次，共三次／天

進行訓練前請先漱口，確認口腔、咽頭裡沒有食物殘渣。

誤吸時，請確實嗆出。

喝水誤吸機率高的人請不要進行這項練習。

抬起喉頭後能維持不動的人

❶抬高喉頭後維持不動（62、63頁）

用力抬高喉頭後請維持不動。維持不動的時間因人而異。維持不動的時間練習從一瞬間→兩秒→五秒→十秒，請在不勉強的範圍內，儘可能地拉長不動的時間。

早中晚各三次，共九次／天

❷上下活動喉頭（76、77頁）

早中晚各三次，共九次／天

設定目標的方式

關於次數

如果抓不到吞嚥方式的訣竅（無法靈活地活動喉頭）時，不妨增加練習的次數。等掌握住訣竅之後，再透過儘可能地用力，增加動作的強度，減少次數。請以會稍微感覺疲累為目標。

關於時段

與坊間的吞嚥體操在用餐前進行不同，吞嚥訓練要在餐後進行。因為如果在用餐前進行，吞嚥肌會因此感覺疲累，反而可能增加嗆到的風險。如果在餐後練習，還能預期有清除喉嚨食物殘渣的效果。

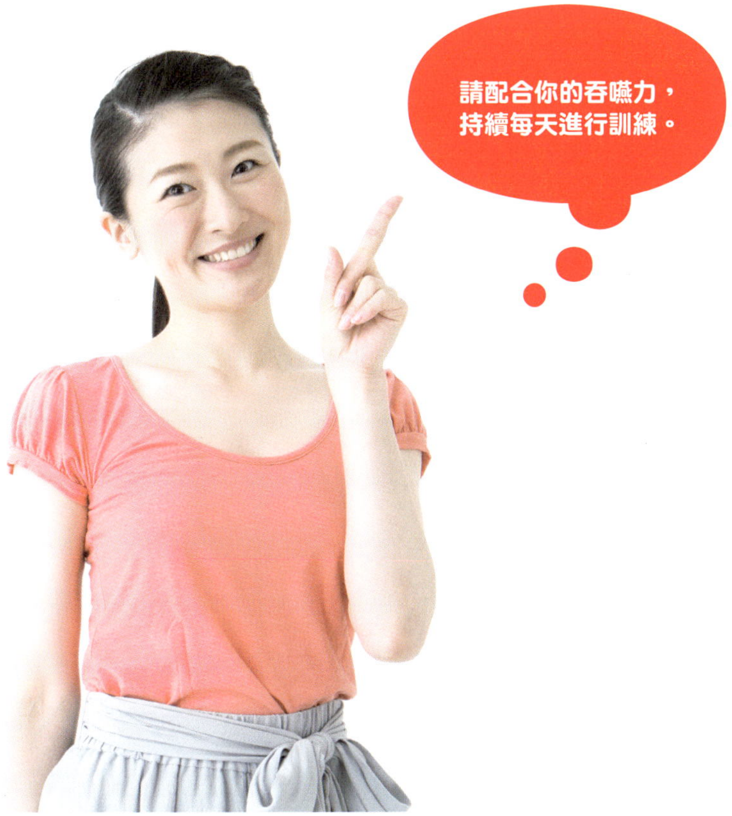

圖解 與「吞嚥力」相關的構造與吞嚥食物的原理

了解與吞嚥力有關的器官

為了更深入理解吞嚥力，讓我們先了解與吞嚥力息息相關的身體構造。

口腔

口腔就是嘴巴內部。口腔裡有牙齒與舌頭，口腔上方有硬顎，後方連接著軟顎。此外，唾液腺的導管開口是在口腔粘膜上，唾液從此處分泌出來。

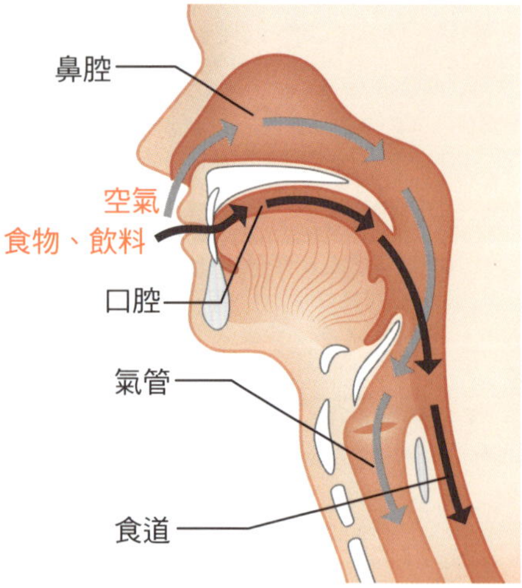

空氣從鼻腔通過咽頭，送往喉頭、氣管（參見灰色箭頭）。食物從口腔通過咽頭，送往食道（參見黑色箭頭）。空氣往前方的喉頭，食物往後方的食道移動。這兩條路徑會在咽頭交會。

咽頭

咽頭指的是從鼻子後方到食道入口這條食物與空氣經過的路徑。分為鼻咽、口咽與喉咽。鼻咽是指軟顎以上的部分，口咽是張開嘴巴時可以看見的部分，喉咽則是指喉頭後方的部分。

軟顎可以防止食物逆流回鼻腔，此外，也與發聲有關。

喉頭

喉頭是連接咽頭與氣管的器官，主要具備三項重要機能。

①位於氣管入口，是空氣的通道

②吞嚥時抬起，把食物送往食道

③帶動聲帶，發出聲音

為了保護空氣通道，避免被周圍力道衝擊，喉頭被

口腔、咽頭與喉頭的構造

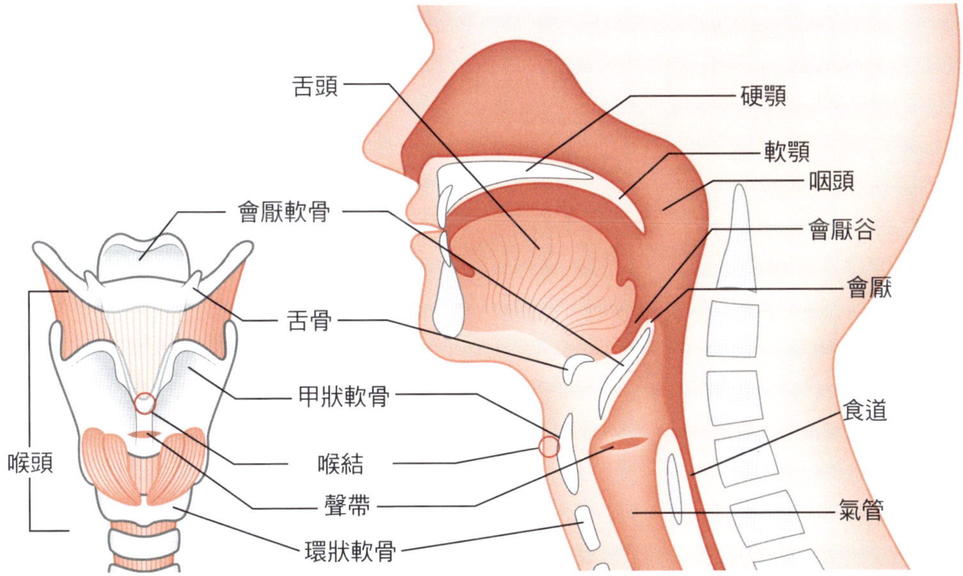

堅硬組織甲狀軟骨包圍。喉結就是甲狀軟骨的一部分。

聲帶是左右成對、成V字型的黏膜皺摺。發出聲音時緊閉，呼吸時敞開。

被兩側聲帶包圍的部分稱為聲門。聲門的深處有氣管，連接到肺部。吞嚥時，聲帶會緊閉，防止食物流入氣管。

會厭位於舌頭後側下方，是一個蓋狀組織。它會把慢慢流進喉嚨的唾液分流至左右兩側，以防流進氣管。此外，會厭在吞嚥時會下翻蓋住聲門，以防止食物流進聲門。

舌骨

舌骨是位於喉頭正上方，呈U字型的骨頭，藉由各種肌肉來上下活動。

食道

食道的入口位於喉頭後方呈「ヘ」字型的部分。為了防止空氣進入，平時是緊閉的，只有在吞嚥時，食道的入口才會像蛙嘴打開時一樣，開得大大的。

氣管

氣管是位於肺部與喉頭之間的空氣通道。許多U字型軟骨相互堆疊，保護著這個空氣通道。

從口腔內看喉嚨的構造

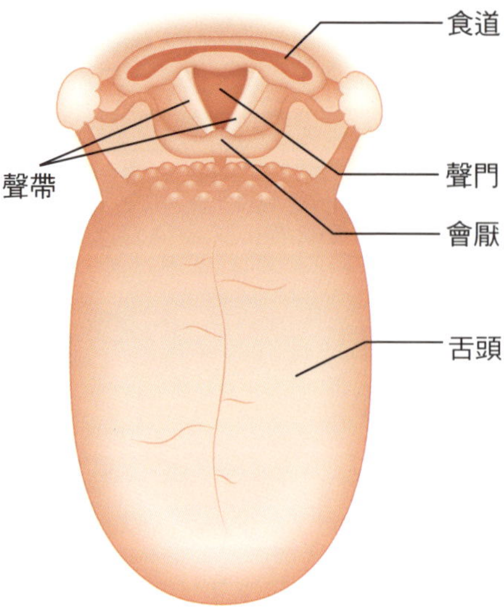

口腔的構造

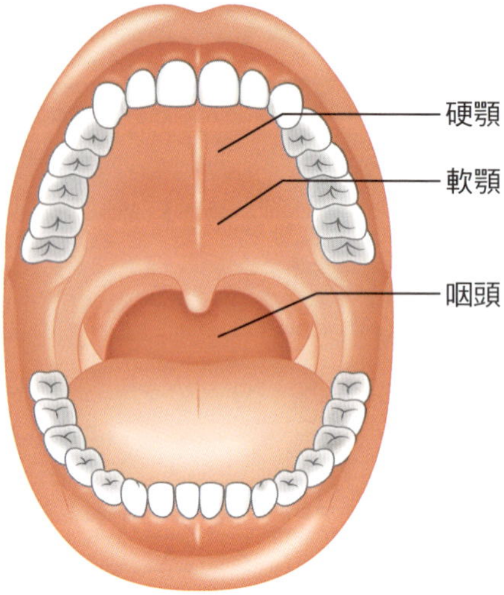

讓我們來了解與吞嚥力有關的反射

反射，指的是面對特定的刺激，在人為意志不介入的狀態下所產生的反應。人體重要的動作會自主發生，不需要經由大腦判斷，這就是反射的作用。與吞嚥力有關的反射包括了以下三項。

吞嚥反射

當食物或唾液等進入喉嚨時，吞嚥反射會引發吞嚥動作。我們可以靠自己的意志吞嚥，但平時會反射性地吞下進入口中的東西。

咽反射

張開嘴巴，用棒子等物品戳喉嚨時會噁心想吐，這就是咽反射。隨著年紀增長，這個反射會變得遲鈍，難以正常反應。所以，如果用湯匙等戳喉嚨時會噁心想吐，就證明你還年輕。

咳嗽反射

咳嗽反射指的是當喉嚨或氣管的黏膜受到刺激就會咳嗽的反射。當喉嚨或氣管的感覺變得遲鈍，就無法正常咳嗽。咳嗽的功能在於把異物從喉嚨或氣管排出。若能正常咳嗽，食物就不會殘留在氣管裡，也才不容易引發吸入性肺炎。

吞嚥食物的原理

❶食物送至口中（認知期）

用視覺、嗅覺觀察和嗅聞食物。

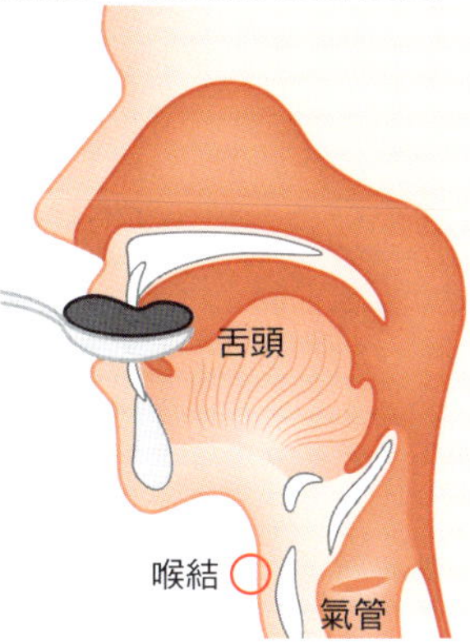
舌頭
喉結
氣管

❷在口中把食物整理成容易吞嚥的形狀（準備期）

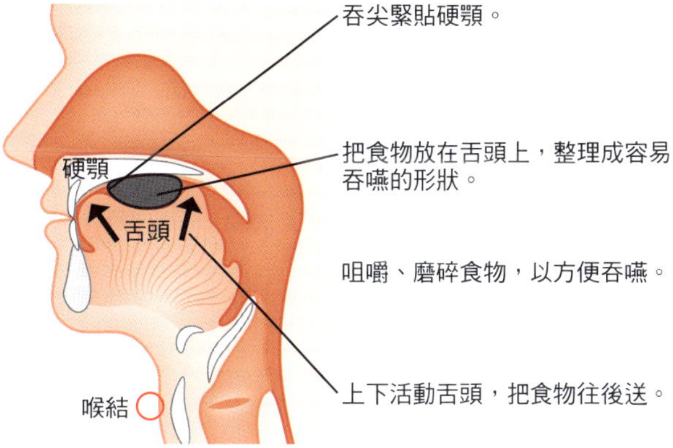
舌尖緊貼硬顎。
硬顎
把食物放在舌頭上，整理成容易吞嚥的形狀。
舌頭
咀嚼、磨碎食物，以方便吞嚥。
上下活動舌頭，把食物往後送。
喉結

❸把食物送至咽頭（口腔期）

食物通過舌頭與硬顎之間，送往舌根。

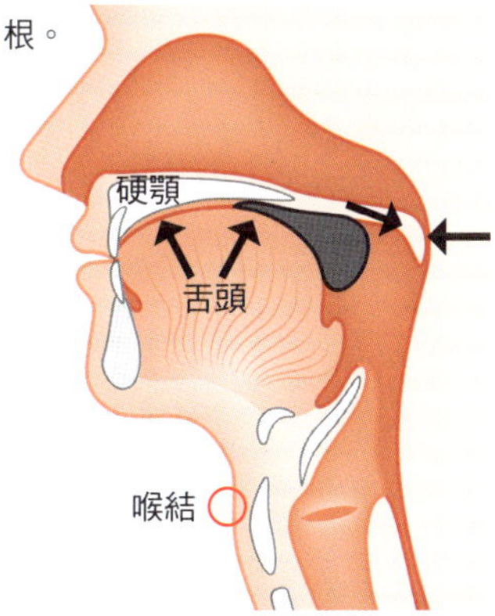
硬顎
舌頭
喉結

❹把食物從咽頭送進食道（咽部期）

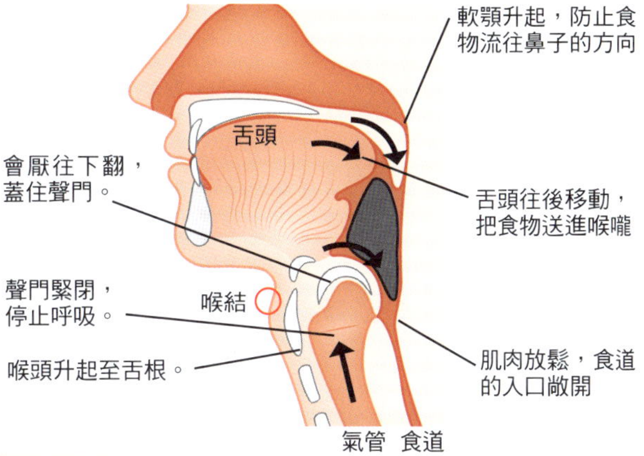
軟顎升起，防止食物流往鼻子的方向
舌頭
會厭往下翻，蓋住聲門。
舌頭往後移動，把食物送進喉嚨
聲門緊閉，停止呼吸。
喉結
喉頭升起至舌根。
肌肉放鬆，食道的入口敞開
氣管
食道

❺把食物從食道送進胃裡（食道期）

軟顎、舌頭、舌骨、喉頭回到原位，聲門打開。

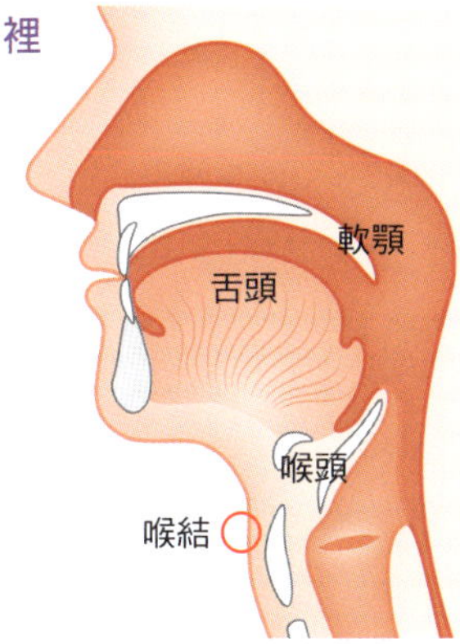
軟顎
舌頭
喉頭
喉結

醫師與預防的遙遠距離

目前，在臨床第一線所面臨到的現實就是，很難發展預防吞嚥障礙的方法。因為日本的醫療保險診療制度，只針對治療和檢查給付點數，醫師就算指導患者預防的方法，也不會有點數給付。

由於醫療相關人士在臨床上接觸到的吞嚥障礙患者，絕大多數都無法正常與人對話。而且幾乎多數進行吞嚥治療的患者，都是用病床送進來的。因此在進行吞嚥診斷時，醫療人員無法與患者溝通，自然很容易認為吞嚥只能反射性地進行。

醫療人員面臨的狀況是，要大聲呼喊「伯伯，把嘴巴張開！」等患者把嘴巴張開，才能把少量的果凍放在他們的舌頭上。

如此一來，連醫師自己對預防一事也不太關心了。

曾經有一位開業醫師造訪我任職的醫院，表示想學習如何指導吞嚥訓練。因為他七十二歲了，我建議他「您要不要也試著做一下吞嚥訓練？」但他回答說：「我很健康，沒問題的」。看來，果然還是覺得吞嚥障礙與自己沒什麼關係。

此外，我也碰過這樣的狀況。

有一名醫師說：「我沒指導過患者進行抬高喉頭然後維持不動的訓練啊。」

我問他「所以您自己不會嗎？」

「我會。」

這位醫師六十幾歲，非常熱心，但似乎沒想過要指導健康的人進行吞嚥訓練。可能是因為只有想過如何治療這件事吧。當然，吞嚥障礙的治療非常重要，但我認為若能提早衛教民眾按意志進行吞嚥，將來需要的治療和照護勢必會更加輕鬆。我今後也將投注更多心力在預防研究上，希望能獲得大家的信賴。

第4章

提高吞嚥訓練效果還可以這樣做

在吞嚥力完全衰退前就要開始「吞嚥訓練」

進食是由以吞嚥為中心的種種功能所支撐的

吞嚥訓練將重點放在重現吞嚥的動作。然而，除了強化吞嚥動作外，也有一些間接提升吞嚥力的訓練。雖然這些訓練在吞嚥力的金字塔裡，重要程度較低，但發聲、呼吸、姿勢等也都是支撐吞嚥力的重要因素。

在本章裡，將介紹雖與吞嚥力不直接相關，但仍與整體吞嚥力息息相關的訓練與知識。

也要鍛鍊能支持吞嚥力的項目

吞嚥體操

在運動前我們會做伸展，而吞嚥體操就是用餐前的暖身操。當吞嚥力衰退時，如果能在用餐前進行一些活動頸部和舌頭的體操，就更容易順利地吞嚥。

姿勢

維持正確的姿勢，對吞嚥力而言也很重要。在姿勢不佳、下巴突出的狀態下用餐時，吞嚥肌難以收縮，容易造成誤吸。此外，胸腔也無法擴張，就算誤吸也很難確實將異物嗆出。為了維持正確的姿勢，重要的是在日常生活中就要注意姿勢正確。此外，也可以進行一些增加肌肉負荷的運動，強化全身均衡的肌力。

呼吸

呼吸和吞嚥一樣，在日常生活中都是無意識地進行。但是，呼吸力也會隨著年紀增長而逐漸衰退。當吞嚥力衰退時，容易發生誤吸，可能會導致吸入性肺炎。但只要擁有咳出的能力，就能靠著嗆咳等方式將進入氣管的異物排出體外。換言之，即使發生誤吸，只要能確實將異物從氣管排出，就不會演變成肺炎。所以，提升呼吸機能，能確實將異物嗆出也非常重要。

口腔照護

牙齒的照護對吞嚥力而言也很重要。維持牙齒健康，不只是為了能將食物磨碎，方便吞嚥而已。若有缺牙，食物會從舌面流往臉頰，食物就難以凝聚成團，自然就不好吞嚥。若口中殘留有食物，之後就可能會流進喉嚨，容易發生誤吸。而且，若牙齒能穩固，吞嚥力也會提升。吞嚥時若上下的牙齒能確實咬合，下巴就能固定，吞嚥肌更容易用力，喉頭也更容易上下活動。

為了維持進食能力，身體整體都要健康

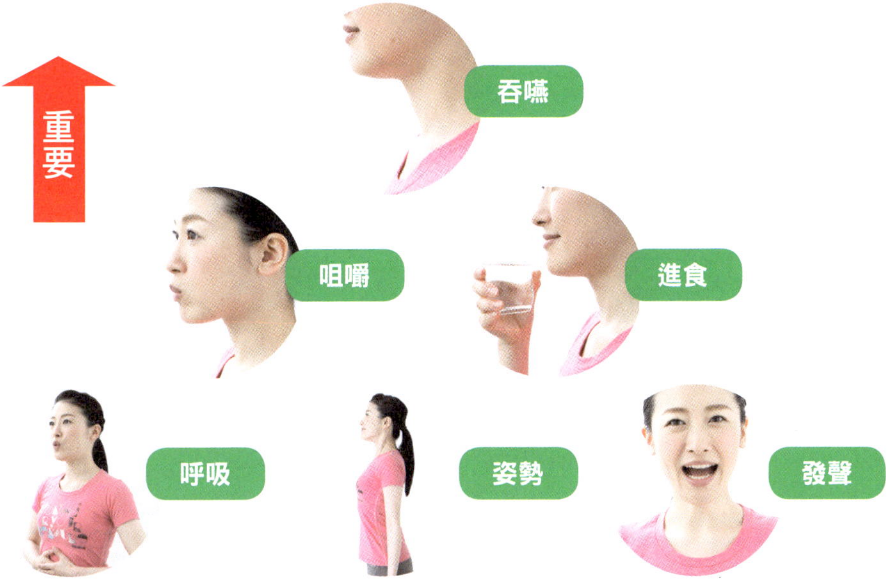

吞嚥體操

進食前的暖身操

吞嚥體操是進食前放鬆口腔和喉部肌肉的運動，同時也是為了吞嚥力大幅衰退的人所設計的訓練。吞嚥體操並沒有鍛鍊吞嚥動作本身，但卻是用餐前有效的暖身操。

① 發音的訓練

對於舌頭活動力衰退或發音不清楚的人來說，發音是一種很好的訓練方式。

我們輕輕活動舌頭可以改變發音，透過觀察自己不擅長發什麼樣的音，就能辨別舌頭的活動力是如何衰退的。

分別重複四次 PA · TA · KA

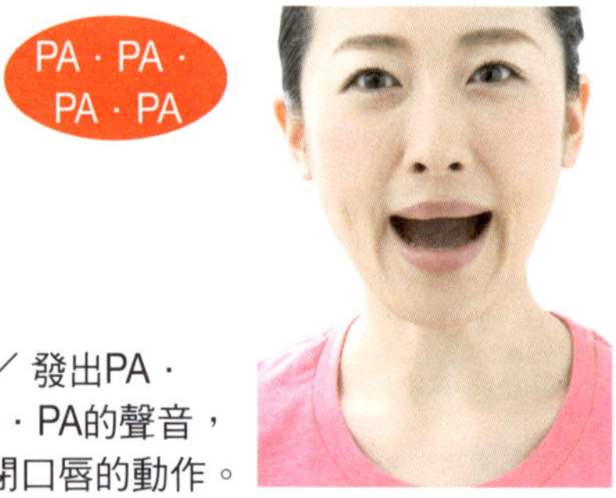

口唇音／發出PA · PA · PA · PA的聲音，訓練緊閉口唇的動作。

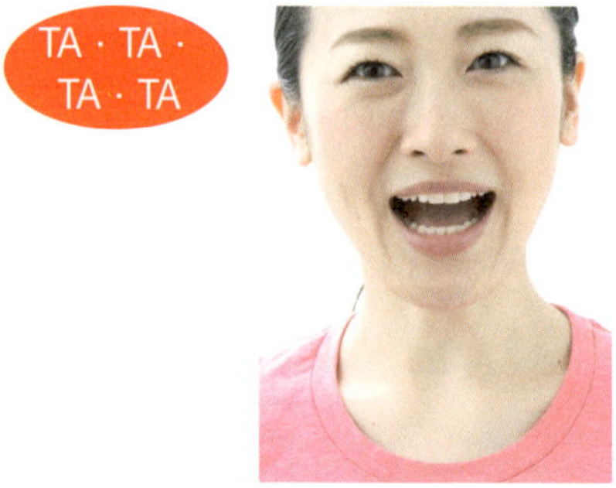

舌尖音／發出TA · TA · TA · TA的聲音，訓練把舌尖頂在上顎牙齒後方的動作。

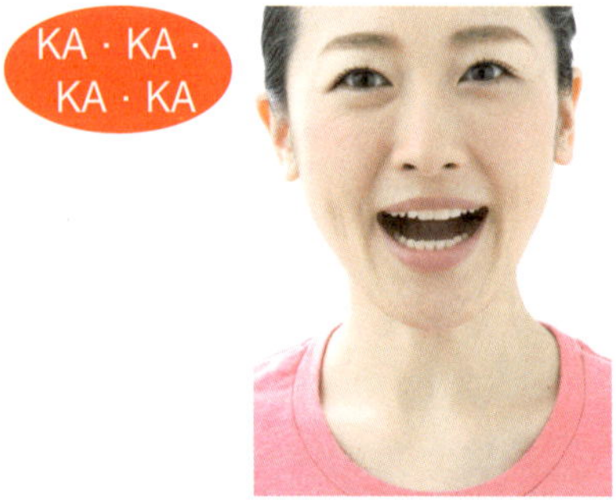

後舌音／發出KA · KA · KA · KA的聲音，訓練抬起舌頭深處的動作。

② 深呼吸

用深呼吸放鬆全身

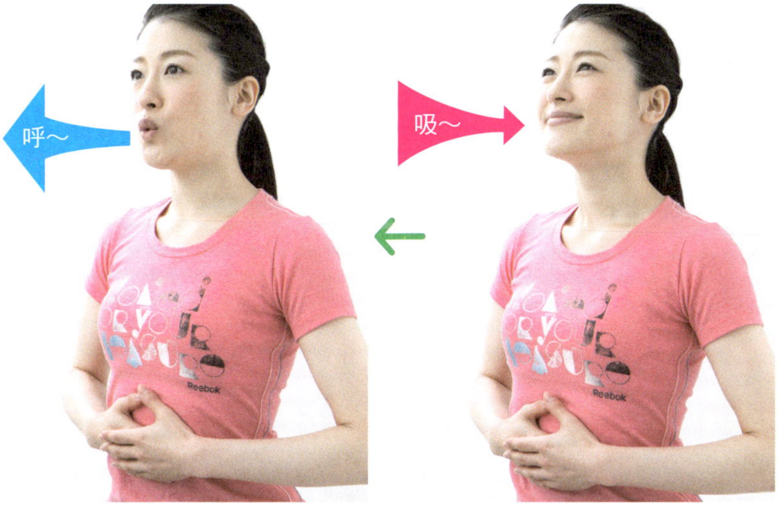

用腹部和胸部進行呼吸。放鬆全身，緩慢地深深呼吸。

目標

請分別進行腹式呼吸與胸式呼吸各二至三次。

③ 把頸部緩緩往前後左右活動

緩緩扭轉頸部，鬆開僵硬的肩頸

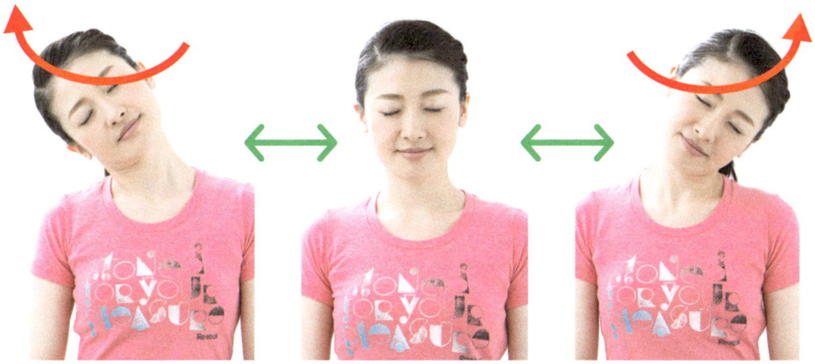

緩緩地扭轉頸部，伸展頸部的肌肉，讓喉嚨更容易活動。

目標

頸部分別往逆時針、順時針方向各轉動一次，請緩緩做二至三組動作。

④ 肩部運動

收起肩膀，然後一口氣放鬆

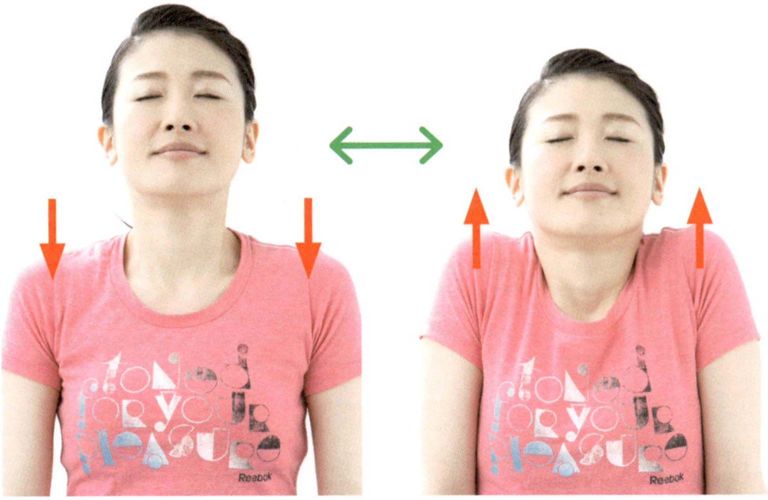

上下活動肩膀的體操，具有放鬆上半身的效果。

目標

請上下活動肩膀二至三次。

⑤ 伸展背肌

把雙手向上方延伸，伸展背肌

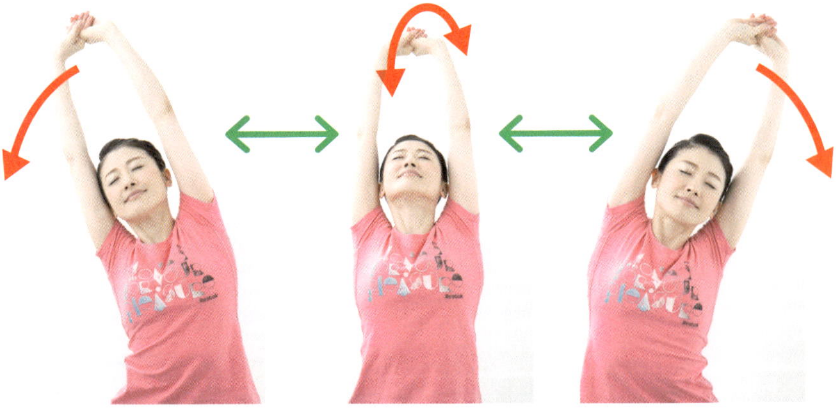

這是增加軀幹柔軟度的體操。可伸展背部與腹部的肌肉，放鬆身體。

目標

請伸展背肌，把身體向前後左右彎曲二至三次。

⑥ 臉頰運動

鼓起臉頰、放鬆臉頰

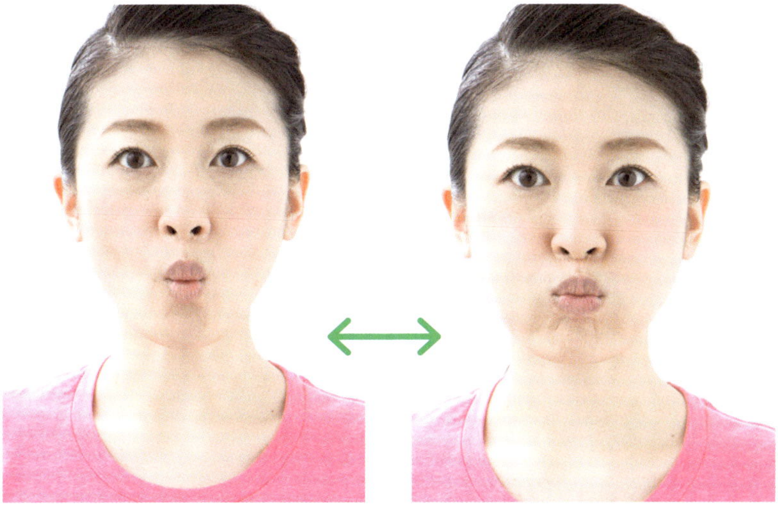

這是伸展嘴部周圍肌肉的運動，讓嘴巴變得更容易活動。

目標

請交替鼓起臉頰、放鬆臉頰二至三次。

⑦ 舌頭運動

讓舌頭往前後左右活動

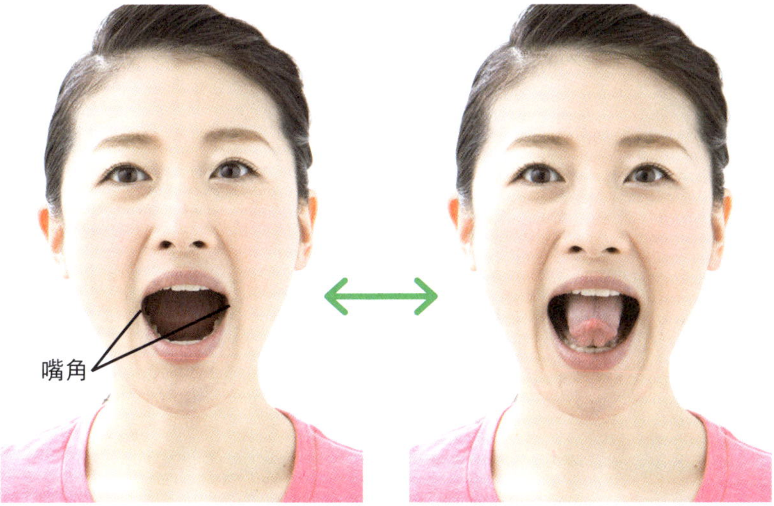

大幅度地活動舌頭。讓舌頭往前後活動，然後，再把舌頭往左右活動，讓舌頭碰觸到兩側的嘴角。

目標

請用力把舌頭往前後左右活動二至三次。

附加訓練1

端正姿勢的訓練

端正的姿勢對吞嚥來說非常重要。進食時，要採取能放鬆頸部的姿勢。頸部用力，就會不好吞嚥。

請試著讓頸部稍稍往後傾，如此頸部自然就會用力，在這樣的狀態下吞嚥，應該會相當痛苦。

用端正的姿勢進食，頸部的位置穩定，就會變得容易吞嚥。此外，由於胸腔是敞開的，呼吸時的換氣量自然也較多。

想要改善姿勢，平時就要注意姿勢是否正確。

當姿勢已經不良時，請不要勉強修正。因為當你愈使勁，頸部就會愈用力，就更不容易順利吞嚥。

1. 正確坐姿的訓練

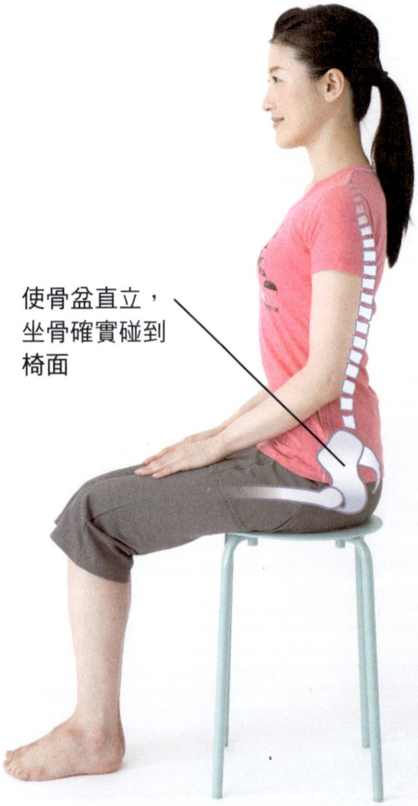

一般人背部與臀部比較沒有力氣，坐著時若不注意就容易駝背。

想讓坐姿端正，只要注意一點，那就是坐骨要確實碰觸到椅面。

一旦你有意識地讓坐骨碰觸椅面，骨盆就會豎直，姿勢自然就會變得端正。

（注意）

※按照正確坐姿訓練的方法坐下會出現腰痛，或無法自然維持這個姿勢的人，請不要做這個動作。

2. 正確站姿的訓練

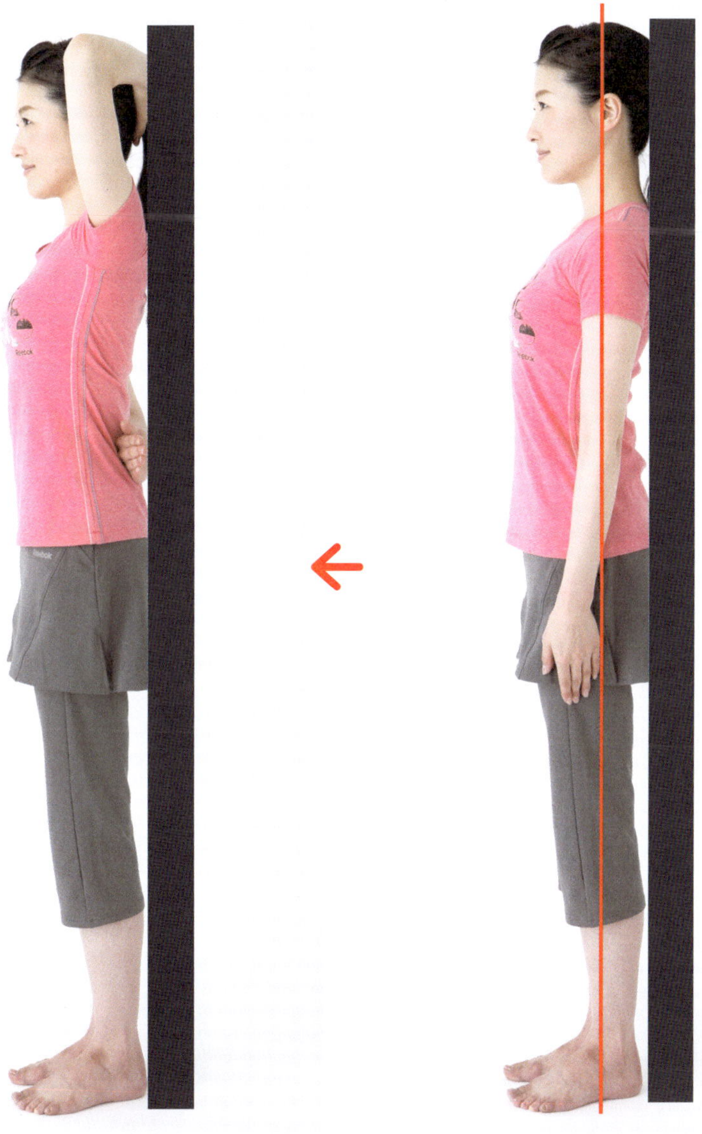

請想像有一條穩定的軸心從頭頂開始垂直貫穿身體。這樣腹部、背部、臀部就會用力，姿勢自然會變得端正。在訓練之前，請先像自我檢查時一樣靠牆站立（參照48頁），這是為了讓身體記住什麼樣的姿勢才是垂直的。當站姿正確時，僅只如此就能夠鍛鍊軀幹的肌肉，是非常有效的全身訓練。

目標

請每天做一次正確的坐姿與正確的站姿

附加訓練② 呼吸訓練

和吞嚥一樣，大家很容易會認為呼吸是理所當然做得到的事。然而，隨著年齡增長，呼吸機能也同樣會日漸衰退，吞嚥與呼吸息息相關。大家可能沒有注意到，人類是配合著吞嚥的節奏呼吸的。

①吞嚥之前，輕輕吸氣

②吞嚥的瞬間，停止呼吸

③吞下之後吐氣

吞嚥與呼吸的節奏要能相互配合，才能順利吞嚥。若無法好好呼吸，吞嚥的節奏可能就會亂掉，異物跑進氣管的機率也會變高。而且，當異物誤入氣管或肺部時，也無法馬上嗆出來。因此，當呼吸機能衰退時，就容易引發吸入性肺炎，或發生窒息，所以平時要勤做訓練，以確保能正確呼吸。呼吸分為胸式呼吸與腹式呼吸，兩者都很重要，必須都能掌握。

1. 胸式呼吸

透過擴大胸廓進行的呼吸法。所謂胸廓，指的是以肋骨為中心的籠狀骨骼。吸氣時胸廓會變大，吐氣時則會變窄。維持胸廓的柔軟度，能讓呼吸變得更輕鬆。進行胸式呼吸時，請注意要確實活動胸廓。

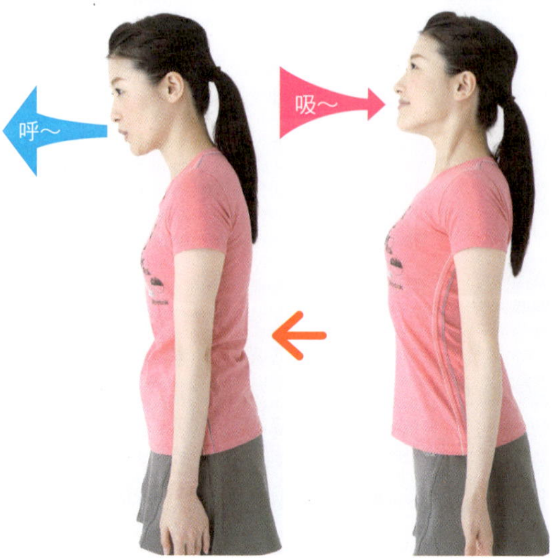

從鼻子吸進空氣，展開胸廓， 把空氣吸進肺部。儘可能地收縮胸廓，從嘴巴大口吐氣。

目標

每天慢慢地做二至三次擴大、縮小胸廓的呼吸。

2. 腹式呼吸

透過上下活動橫膈膜進行的呼吸法。雖然稱為腹式呼吸，但並非只運用腹部，很重要的一點是，要很有意識地運用到全身上下。透過運用全身讓腹壓升高，就能大幅活動橫膈膜。圖中介紹的方法，是為了運用上半身而壓著牆壁。若眼前沒有牆壁，請用上下活動肩膀等方式，一邊確實活動上半身，一邊進行腹式呼吸。

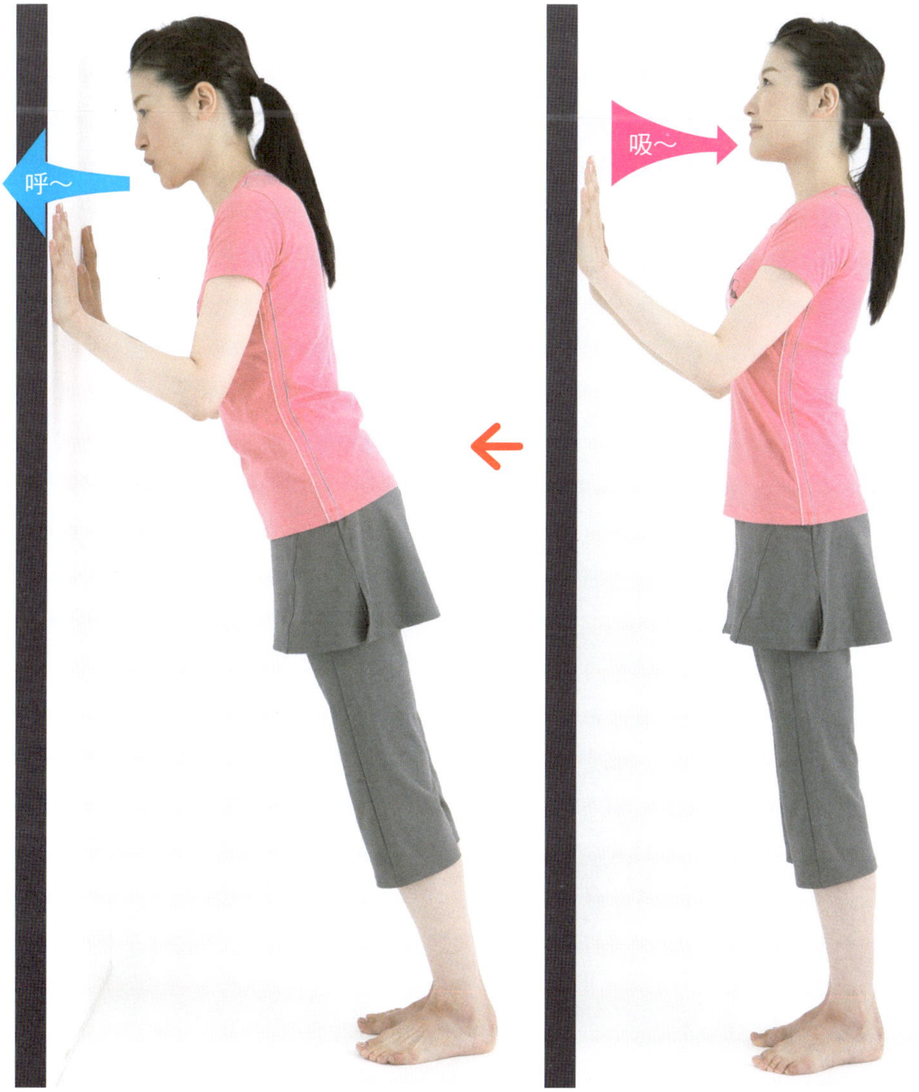

站在牆壁前，手臂彎曲九十度，手掌貼壁。從鼻子深深地把空氣吸進肚子裡。一邊壓著牆壁，配合節奏「呼、呼」地用力吐氣。①腹部用力，②吐氣，③手壓住牆壁，請有節奏地同時進行以上三個動作。

目標

壓牆呼吸以三次為一組，請做二至三組。

維持口腔清潔

口腔照護，是指透過刷牙等方式，清潔牙齒、舌頭等口腔內部。為了防止吸入性肺炎，最重要的就是維持吞嚥力，但確實做好口腔照護，也能減少吸入性肺炎。

牙齒穩固就容易吞嚥

牙齒整潔對吞嚥力而言也非常重要。如果牙齒咬合穩固，就能固定下巴，也更容易抬起喉頭。

大家可以試著在張開嘴巴的狀態下喝水。是不是與閉起嘴巴時相比，更難吞嚥？因為能夠正常咬合時，抬起喉頭的肌肉可以確實收縮，就會比較容易吞嚥。

此外，當牙齒穩固時，也比較容易咬碎食物，如果食物的形狀和軟硬度處理得宜，就比較容易吞嚥，不會嗆到。

保持牙齦健康的刷牙方法

說到刷牙，各位是不是覺得只要刷牙齒表面就好？當然，為了維持牙齒健康，避免蛀牙也很重要。

不過，刷牙同時也是為了保持牙齦的健康。如果牙齦發炎，牙齦就會萎縮而無法再支撐牙齒。因此，為了不掉牙，務必保持牙齒與牙齦間的清潔，預防牙周病的發生（參照左圖）。

刷牙時的注意事項

①一天仔細一次刷牙，避免有所遺漏

一天刷幾次牙都可以，但至少有一次要認真刷，建議在睡前要仔細地刷一次牙。

而且，還要定期確認是否刷得夠乾淨。牙膏裡有讓口腔覺得清涼的成分，所以就算沒有仔細刷，也很容易就誤以為自己已經刷乾淨了。為了確認是否有沒刷到的地方，不妨試著偶爾不用牙膏刷牙。

②飯後間隔十至二十分鐘之後再刷牙

用餐之後會分泌許多唾液。唾液具有修復牙齒的作用，所以吃完飯後過一段時間再刷牙即可。

③使用牙膏後，漱口一、兩次就好

牙膏當中所含的氟化物，有助於牙齒的再礦化（Remineralization）。刷完牙若漱口漱得太乾淨，會連氟化物都一起沖掉。

④靈活運用刷牙的工具

仔細刷牙很費工夫。要用一般的牙刷徹底把牙刷乾淨，大約得花上十分鐘。

電動牙刷細微的震動，能更快把牙齒刷乾淨。此外，牙刷很難清除齒縫間的牙垢（牙菌斑），不妨多利用牙間刷或牙線。

刷牙的方法

①決定刷牙的順序，避免有遺漏之處。
②根據牙齒的位置變換牙刷的方向，一顆一顆仔細地刷。
③以約四十五度的角度，把牙刷放在牙齒與牙齦之間，仔細地刷。

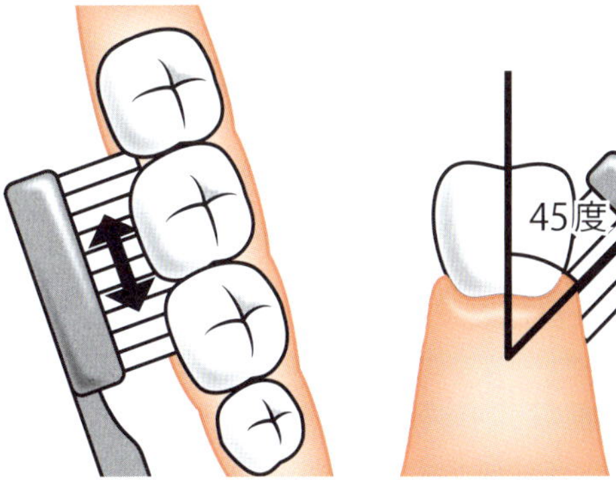

牙間刷

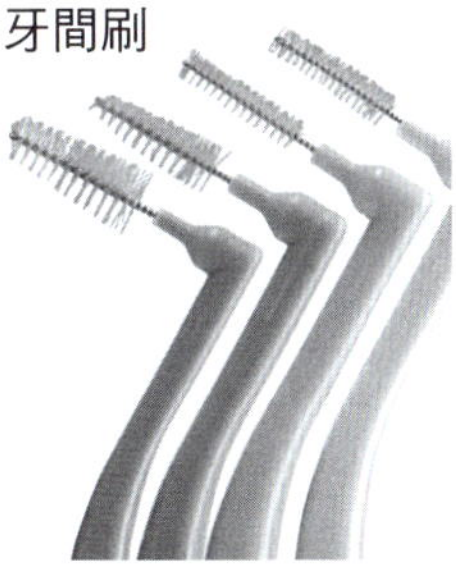

牙線

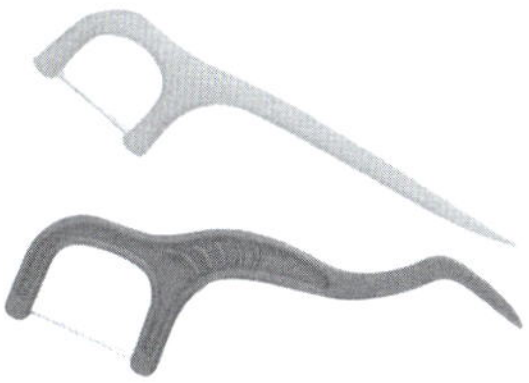

唾液是進食的潤滑液

唾液除了可以幫助食物消化，還有其他各種功能。

唾液分泌減少時會有的後果

當唾液量減少時，會對吞嚥力造成以下的負面影響。

①食不知味

唾液一旦減少，便無法充分濕潤口腔中的黏膜，也就無法維持黏膜清潔。我們是依靠舌頭表面的味蕾來感覺味道，當味蕾受損，就不容易感受到味道。

②損傷牙齒

唾液減少後，就難以為牙齒補充鈣或無機磷等，牙齒的再礦化也會變得困難。此外，唾液中所含的重碳酸鹽，具備讓口腔中的偏酸環境回復到中性的效果，當唾液減少時，有些飲食就會讓口腔一直處於酸性狀態。

這兩個原因，都容易造成蛀牙。

③不易吞嚥食物

當和食物混合的唾液減少時，就會變得不容易吞

唾液的功能

①消化
澱粉酶（Amylase，唾液裡的酵素）會分解碳水化合物。

②保持口腔內的清潔
和食物混合，有助吞嚥。

③保護口腔黏膜
用水分濕潤黏膜，維持口腔清潔。

④強化味覺
和食物混合，把感受味覺的物質送到味蕾。

⑤保護身體
唾液中的溶菌酶（Lysozyme）和黏蛋白（Mucin）能防止細菌感染。

⑥預防蛀牙
再礦化作用．維持口腔內的pH值。

嚥。此外，黏膜也會受損，導致咀嚼時嘴巴會感到疼痛。

分泌唾液的方法

①想像在吃酸的或好吃的東西

唾液的分泌由自律神經控制，無法按照自己的意志增加分泌量。不過，光是想像自己在吃酸的或好吃的東西，就能增加唾液的分泌。

成語「望梅止渴」的由來，正說明了這個原理。三國英雄曹操在帶領部隊行軍的途中，酷熱難耐卻苦無水源可供飲用。於是他告訴旗下士兵「前方有一片梅林，加速前進就能吃梅子解渴。」將士們聽到之後，開始想像吃梅子的畫面，用分泌出的唾液潤喉止渴。

為了分泌唾液，不妨在腦海中想像自己在吃酸的或好吃的東西。此外，在用空吞嚥鍛鍊吞嚥力時，想像味道或香氣，也有助於強化感覺能力。

②按摩唾液腺

用按摩唾液腺刺激腮腺和頷下腺，也是增加唾液分泌的方法。確認位置之後，按壓唾液腺五次。若同時想像在吃酸的或好吃的東西，效果會更好。

③促進唾液分泌的藥物

有些藥物可以促進唾液分泌，但這些藥物只適用於修格蘭氏症候群（Sjogren's syndrome）這種因疾病造成口腔乾燥的情形，一般正常狀況下並不適用。

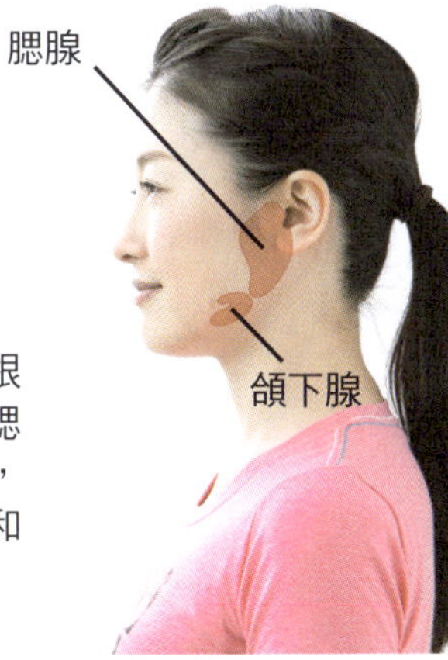

按摩唾液腺

把食指到無名指這三根手指放在唾液腺（腮腺，頷下腺）的位置，用指尖輕輕按壓腮腺和頷下腺各五次。

改善口腔乾燥的藥物

- Evoxac®（愛我津）、Salagen®（舒樂津）（內服藥）
- 麥門冬湯®（中藥）
- Saliveht®（人工唾液）

年齡愈長，愈需要均衡攝取營養

確實補充營養

維持健康的方法有很多種，體能訓練、按摩、健康食品……。當然，這些方法有些的確有效。

但無論採用哪一種方法，若沒有攝取均衡的營養，一切就毫無意義。

無法吞嚥時，一吃東西就會嗆到或是卡在喉嚨，所以食量會漸漸減少。一旦不能攝取適當營養，就無法維持身體機能。

你的食量有沒有在不知不覺間減少了呢？

因為飲食過量引發的代謝症候群，是到中年之前會發生的問題。進入高齡期後，年紀愈長，就愈需要注意是否營養不良。

愈是高齡，愈需確實攝取營養，粗茶淡飯不一定好。

其實，居家高齡長者中，約有三〇%都處於營養不良的狀態。食量雖然會隨著年齡減少，但並非進入高齡期之後，就不需要營養了。

均衡攝取必需營養素的重要性

隨著年齡漸長，你是不是覺得以蔬菜為主的清淡飲食比較好？

事實上，即便進入高齡，確實攝取蛋白質、脂肪、碳水化合物等必需營養素，仍舊非常重要。因此高齡者也必需吃各式各樣的東西，不該偏食。即便吃得少，也要多用點巧思，讓飲食富含各式營養素。

要攝取多少營養才好，請參考均衡飲食指南，然後設法讓自己的飲食儘可能地接近這個指南。

要如何知道自己營養不良？最容易觀察到的就是體重的變化。

營養不良時，體重會日漸減輕。定期測量體重對營養管理而言非常重要。

不過，體重等數字固然重要，外觀也不可輕忽。從臉色和身形就可以知道是否有確實攝取營養，同時也有助於判斷日常生活中活動的狀況。

營養不良時，有時抽血檢查的結果也會出現異常。白蛋白過低、鈉離子、鉀離子等電解質異常等，都是很典型的例子。

不過，並不建議為了調查是否確實攝取營養就經常抽血。因為比起抽血，觀察體重或外表，可以得到更多訊息。

均衡飲食指南

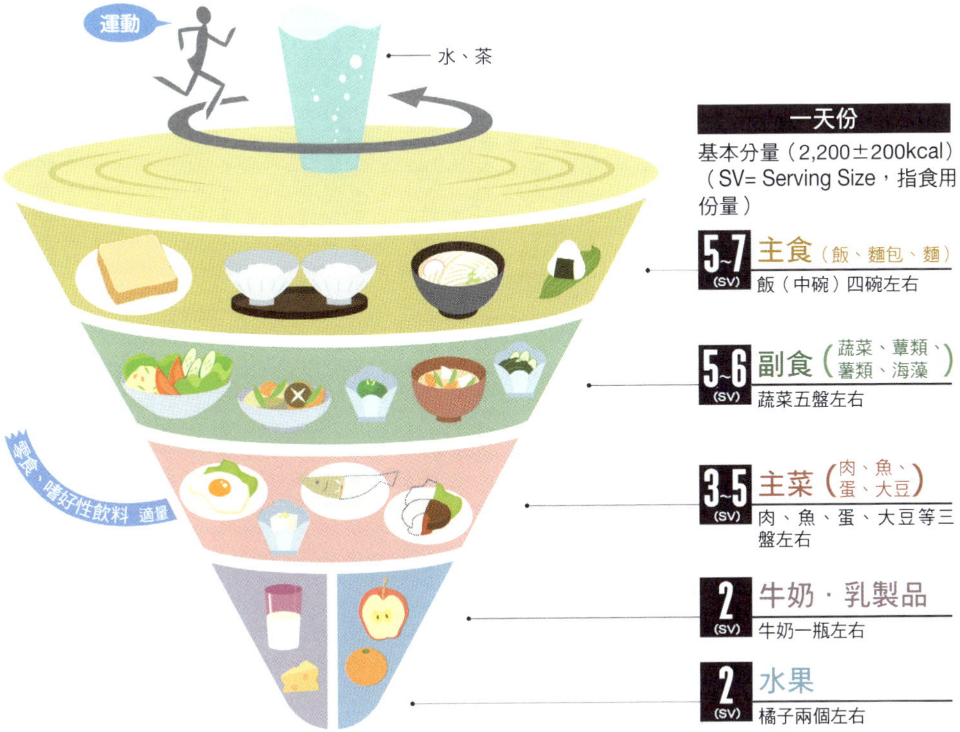

※ 節錄自日本農林水產省網站

保持正確姿勢，維持全身肌肉的均衡

姿勢不佳會導致吞嚥力衰退

駝背時，頭部會向前傾，而為了讓臉朝向正前方，下巴就不得不往前凸。當背是彎的時，進食時就無法收起下巴，也不容易吞嚥。

此外，當背部彎曲時，胸部很難大幅度擴張，也就不容易進行深呼吸。一旦呼吸不順，異物跑進氣管時，就無法順利排出體外。

骨盆前傾經常發生在腹部或臀部肌肉無力的女性身上。在骨盆前傾的狀態下，腹部會向前突出，就會無法順暢地進行腹式呼吸。

端正姿勢的方法

①維持正確姿勢

日常生活中，若不特別留意，往往在不知不覺間，姿勢就愈變愈糟。

為了端正姿勢，請先從注意姿勢開始。具體來說就是在身體裡拉出一條軸心（98、99頁），不管是站立、走路，或任何時候都一樣，僅只這麼做，姿勢就會變好。

②維持全身的肌肉量

為了維持良好姿勢，不僅要注意保持正確姿勢，均衡維持全身的肌肉也非常重要。

姿勢必須靠全身肌肉來支撐，才得以成立。因此，並非只要背部、腹部的肌肉結實，姿勢就會變好。

肌肉總是反覆地在合成與分解。分解的肌肉量，無論老少都一樣。但合成的肌肉量則會隨著年齡增長而減少，分解的肌肉量會相對變多，於是整體的肌肉量就會慢慢減少。為了不讓肌肉量減少，就必須增加肌肉的合成。即便是年長者，只要透過適度訓練，也一定能讓肌肉合成。

肌肉會透過運動產生變化，研究已經證實，「適度使用能讓肌肉發達，不用則會萎縮。但使用過度也會萎縮」。

這裡所稱的「適度」，指的是讓肌肉稍微感到疲勞的強度。太過簡單的動作，不會讓肌肉發達。使用肌肉當然能夠達到某種程度的維持效果，但卻無法防止肌肉衰退。

因此，平時運動就要注意，要給身體增加一些負荷。以健走為例，重要的是速度要快到稍微讓自己有點喘，而不是悠閒地走。

如何不讓肌肉量減少

端正姿勢

①平時就有意識地在體內拉出一條軸線。

②均衡鍛鍊全身。

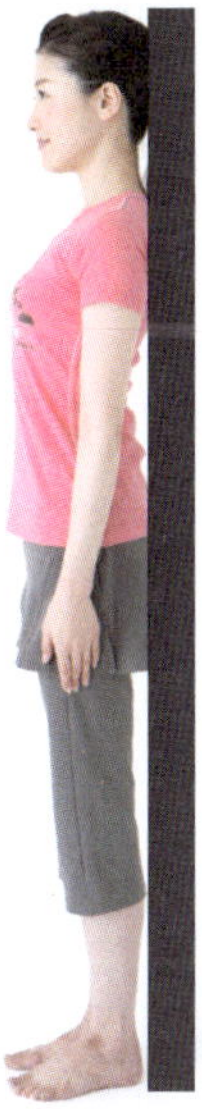

健走

在體內拉出一條軸線，以讓自己有點喘的速度行走。兩手請確實擺動，僅只悠閒地散步，肌肉不會增加。

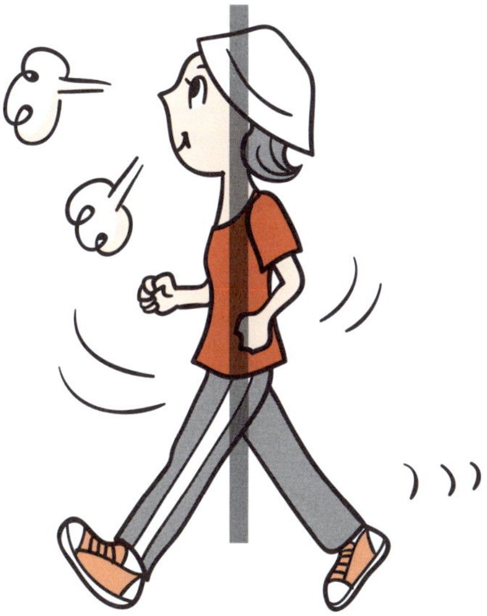

與修訂之前的訓練方法的差異

我在一開始出版本書時，受到現有吞嚥治療的影響，對如何預防的方法不甚明確。在長期訓練教學之後，我才發現針對健康的人進行「預防性」訓練，有兩項不同於傳統復健的好處。

①可以實際練習吞嚥

②可以按自己的意志進行訓練

根據上述兩點，我重新檢視了之前的預防性訓練。

首先，我開始教育大家積極使用喝水來訓練。健康的人就算喝水也不會誤吸，只要口腔裡是乾淨的；且即使誤吸也能確實嗆出，不會因此引發肺炎，所以可以用喝水來練習。此外，除了用喝水練習上下活動喉頭後維持不動外，也教育他們用不容易吞嚥的姿勢喝水來練習。這樣能增加訓練的強度，也更容易用身體記住吞嚥的動作。雖然有時也會發生誤吸，但也告訴他們此時更要確實地嗆咳，去感受誤吸的感覺，並學習因應的方法。

甚至，為了讓大家能親身感受到這些動作，也請他們要具體地去意識身體所使用的部位。讓喉頭上抬的舌骨上肌群中，我們用手指觸摸的部分稱為「吞嚥肌」，也請他們去感受吞嚥時肌肉收縮的感覺。

此外，為了讓大家更容易掌握活動喉頭的感覺，也在訓練中加入了大幅度活動舌頭的練習。由於舌頭與喉頭相連，只要活動舌頭，在某種程度上也能活動到喉頭。所以，不是只單純活動舌頭，而是要一邊摸著頸部前側一邊意識喉頭的動作。

這是因為我慢慢體會到，一一去感受平日我們無意識進行的動作，能有助我們按意志進行吞嚥動作。

第5章

因吞嚥力衰退所引發的危險疾病

被誤解的高齡者肺炎

不斷增加的肺炎患者

一聽到「肺炎」，或許很多人會認為這是以前才有的疾病，事實上，肺炎患者現正急遽增加中。

根據二〇一八年的統計，日本約有十三萬人死於肺炎（肺炎＋吸入性肺炎）。即使是惡性腫瘤中的第一名「肺癌」與循環系統疾病的第一名「心臟衰竭」，也才七～八萬人左右。由此可知，因肺炎死亡的人數有多龐大。肺炎占所有死因的九．八％，堪稱是日本的國民病[1]。

肺炎是高齡者的疾病，因肺炎死亡的人當中，六十五歲以上的人占了九〇％。

高齡者的肺炎是什麼樣的疾病呢？

一般說明如下：「肺炎是由細菌或病毒引起的肺部感染。罹患肺炎時，會出現高燒、咳嗽和痰。隨著年齡的增長，抵抗力會變弱，所以肺炎也會有重症化的趨勢。當肺炎惡化時，肺部就無法順利吸入氧氣，最終可能致死。為了預防肺炎，請增強體力，並注射疫苗……」。

然而，這個說明裡遺漏了很重要的一點，那就是，高齡者的肺炎是最容易被大眾誤解的疾病。

其實，就算是高齡者，只要維持健康的生活，一般的肺炎幾乎不會奪去他們的生命。

高齡者肺炎悄悄增加

各位應該都認為，罹患了肺炎，應該馬上就能察覺吧？

大家對肺炎的印象或許是「身體狀況突然變差，會出現高燒、咳嗽、痰的疾病」。

一般而言的確是如此，但高齡者的肺炎不一樣。高齡者常常在不知不覺間就罹患了肺炎，因為很多高齡者就算得了肺炎，也沒有太明顯的症狀。

那麼，為什麼症狀不容易顯現呢？這是因為步入高齡期後，身體的防禦反應衰退所致。

人體為了抵抗細菌或病毒等外敵，會出現各式各樣的反應。譬如，罹患流行性感冒時會發高燒。這並不是因為病毒作亂讓體溫升高，而是當體溫升高時，免疫細胞會更活躍，所以身體自己做出反應，讓體溫升高的。

上了年紀之後，身體對於感染的反應會變差。如果沒有症狀，身體會覺得比較輕鬆，但若不能抵抗感染，身體就會不斷受損。譬如罹患肺炎時，肺部會逐漸損壞，最終就會無法呼吸。因此，沒有高燒或咳嗽，並不代表肺炎就比較輕微。

此外，還有一個原因讓肺炎的症狀不容易顯現，那就是「誤吸」。

註：

1根據衛福部統計處二〇一七年統計，台灣六十五歲以上高齡者因肺炎死亡者占九・二%，是十大死因的第三位，較二〇〇七年提升了五五・七%，是近年來增幅最高的。此外，因肺炎死亡人口，有九成以上都是六十五歲以上的高齡者。

2根據 ICD-10 -- 最新之國際疾病分類系統國際疾病傷害及死因分類標準診斷碼 F03，未特定之失智症（Unspecified dementia）。

日本主要死因的構成比例（二〇一八年）

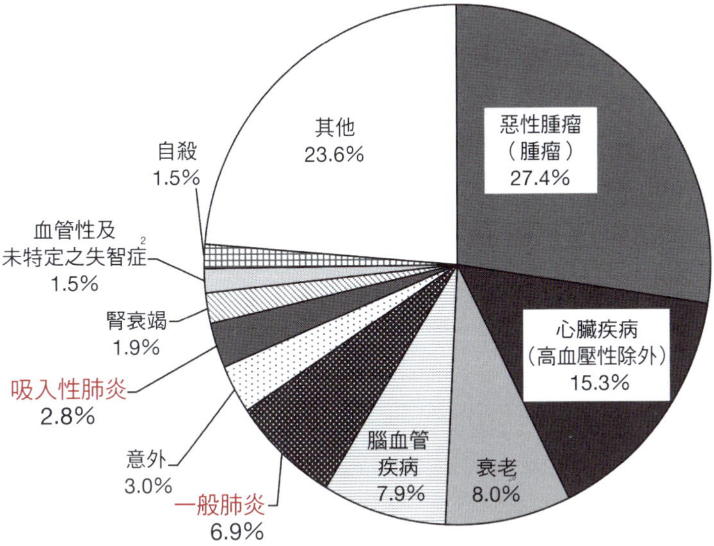

注：日本厚生勞動省自二〇一七年起，在統計主要死因中的肺炎時，將一般肺炎與吸入性肺炎分開登記。在整體的肺炎中，吸入性肺炎約占了二十九%，如果誤吸的情況不明確，就會分類在一般肺炎當中。雖無確切的研究結果，但一般推測，肺炎當中吸入性肺炎的占比約在四十～五十%左右。當吞嚥功能惡化時，發生肺炎的機率就會增加，所以即使沒有被診斷為吸入性肺炎，誤吸仍是肺炎的風險因子。

高齡者肺炎許多原因都是「誤吸」

高齡者容易罹患肺炎是因為無法順利吞嚥

為什麼唯獨肺炎增加這麼多？

若只是因為抵抗力變差，那因敗血症等其他感染致死的人數應該會增加更多才是。

其實，高齡者肺炎的主要原因在於「誤吸」。發生誤吸時，本來應該送往食道的食物或唾液，會跑進氣管或肺部，無法順暢吞嚥，導致喘不過氣、嗆到或咳嗽，這就是「誤吸」的症狀。

吸入性肺炎指的是，細菌隨著異物流進氣管，在肺部引發感染。

步入高齡期後，喉嚨的肌力衰退，不再能順利吞嚥，食物的殘渣或唾液一不小心就會積在喉嚨裡，並在不知不覺間流進氣管裡。就算異物進入氣管，只要能順利吐出來，就不會引發肺炎。但當氣管的感覺也變得遲鈍，不再咳嗽或是嗆到，異物就會一直留在肺部，無法排出體外。結果肺部就會被感染，最終引發肺炎。

換言之，高齡者之所以容易罹患肺炎，就是因為他們無法順暢吞嚥。

吸入性肺炎與一般肺炎不同，症狀比較慢才會顯現。這是因為就算無法順暢吞嚥，一開始也只有一點點的異物流進肺部而已。如果只是少量異物進入肺部，通常只會輕微發炎，幾乎沒有其他症狀。

這就是為什麼高齡者即使罹患肺炎，症狀也不太容易顯現的原因。

罹患一般肺炎時，只要用抗生素治療，康復後就沒事了。但若是吸入性肺炎，只要還是無法順利吞嚥，發炎的狀況就會一直持續。在肺炎反覆發生的過程中，抵抗力和體力都會慢慢衰退，甚至會致死。

必須設法因應吸入性肺炎患者的不斷增加

各位可能很少聽到吸入性肺炎這個疾病，但吸入性肺炎患者正在全日本不斷增加。平均每年約有高達四萬人死於這個疾病。

在吸入性肺炎急遽增加的現在，我們更應該認真思考如何減少這個疾病的發生。

因吸入性肺炎住院，出院後所有營養仍能經由口腔攝取的人，只有五九％。也就是說，當吞嚥力衰退到會罹患吸入性肺炎時，無法獨立生活的可能性就會增加。

當無法經口攝取營養時，就必須置放鼻胃管，或是在腹部做胃造口來注入營養。這樣一來，生活就必須完全仰賴他人照護了。

此外，根據報告指出，罹患吸入性肺炎後，一年內的死亡率為十七％，兩年為五〇％，與癌症末期不相上下。

換言之，當吞嚥力衰退到會罹患吸入性肺炎時，痊癒的機率就已經相當渺茫了。

一般吸入性肺炎發生的過程

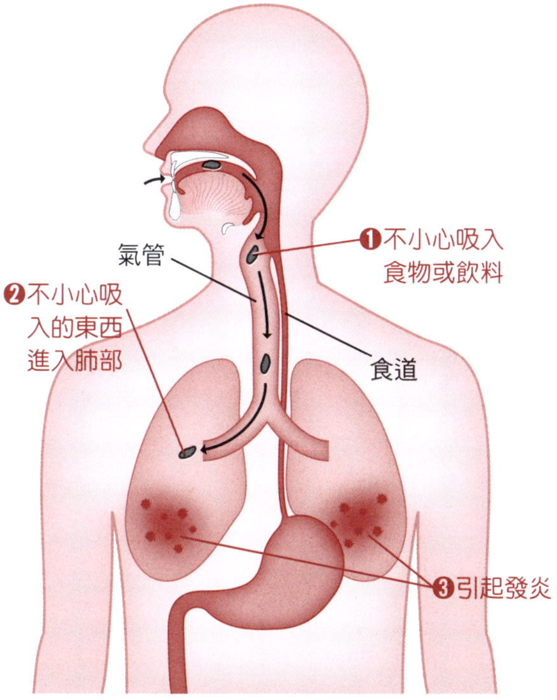

當吞嚥力衰退時，會出現什麼樣的症狀？

從吞嚥力衰退到罹患吸入性肺炎為止，人體內究竟會發生什麼樣的變化？讓我們一起來看這個衰退的過程。

①唾液積在喉嚨

首先，唾液會開始積在喉嚨。當唾液積在喉嚨裡，吞嚥時會有一種噎住的感覺，或是聲音覺得悶悶的，有時也會覺得喉嚨卡卡的或怪怪的。

當喉嚨的感覺變得遲鈍時，有時就算唾液積在喉嚨裡，也可能沒有症狀。

②夜間唾液流進氣管

睡著的時候沒有意識。在無意識的狀態下，就算異物跑進氣管也難以察覺。因此，當吞嚥力變弱時，首先會發生的就是睡覺時唾液慢慢流進氣管裡。當唾液流進氣管的量或次數變多時，晚上就會開始咳嗽。

上了年紀以後，腸胃機能也會變差。於是，食物或胃酸會回到喉嚨。尤其睡覺躺下時，從食道逆流回來的東西，很容易就會流進氣管裡。

為了防止來自食道的逆流，飯後兩小時不要躺下，睡覺時可以讓頭的位置稍微高一點。

③用餐時經常發生誤吸

而且，當吞嚥力衰退時，用餐時食物或飲料也會不小心跑進氣管，氣管為了把食物排出體外就會嗆咳。或者是，有時以為已經吃完了，但食物卻還殘留在喉嚨裡，而殘留下來的食物，就會一點一點地跑進氣管裡，導致在飯後也會嗆咳。

但即使如此，還是不會馬上就演變成嚴重的肺炎。

因為當食物進入氣管時，身體會反射性地透過咳嗽，把食物從氣管裡排出體外。

④發生症狀不明顯的肺炎

當流進氣管的唾液或食物殘渣增加時，就會慢慢在肺部引起發炎。

一開始是輕微的發炎，所以不會出現發燒、痰之類明顯的症狀，本人或旁人往往也不會發現已經得了肺炎。

但當這樣的肺炎反覆發生之後，因為肺炎讓體力和抵抗力都變差了，所以明明食量沒有減少，體重卻逐漸下滑。

隨著發炎狀況愈來愈嚴重，咳嗽或發燒等症狀才會開始出現。

⑤引發嚴重的肺炎

當咳嗽反射變弱，異物進入氣管也不再咳嗽時，異物就會停留在原處，而隨著異物進入的細菌就會引發感染，這就是明顯的吸入性肺炎。嚴重到需要住院的吸入性肺炎，就是因為吞嚥力重度衰退到這種程度所引起的。

吞嚥力衰退時身體會出現的症狀

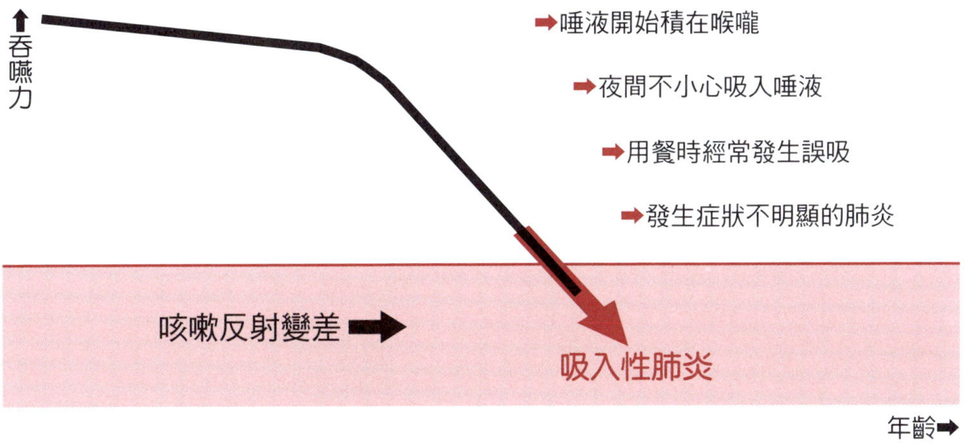

吸入性肺炎
會在吞嚥力衰退時發生

必須具備的肺炎預防知識

如何才能預防吸入性肺炎？預防吸入性肺炎的唯一方法就是改善吞嚥力。

或許各位會覺得「其他的方法應該也能因應吸入性肺炎吧？」但除了改善吞嚥力以外，其餘的方法效果都不夠大。

預防注射無法預防吸入性肺炎

電視上經常會看見「預防肺炎！」的疫苗接種宣傳廣告。預防肺炎鏈球菌（Streptococcus Pneumoniae）的疫苗，對高齡者的肺炎的確有某種程度的效果。因為六十五歲以上患者所罹患的肺炎，約有三〇％是因為肺炎鏈球菌，是所有病原體當中最多的。

但是，疫苗無法預防其餘七〇％的細菌，而且同時由好幾種細菌引發感染的狀況也不在少數。

進一步說，肺炎鏈球菌疫苗對急性肺炎的效果，至今仍未

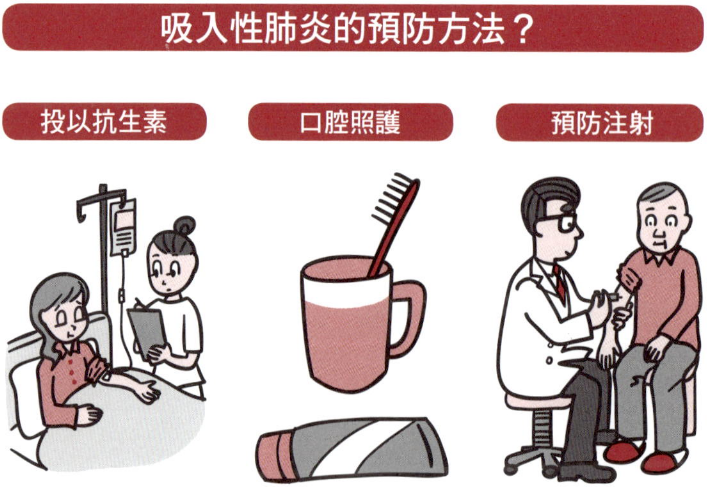

預防吸入性肺炎有許多方法，但根本的解決之道只有鍛鍊吞嚥力。

獲得明確證實。而且，吸入性肺炎很多時候是由不同於肺炎鏈球菌的厭氧菌所引起，疫苗幾乎無法預防。

僅維持口腔清潔無法預防吸入性肺炎

有些專家認為，只要維持口腔清潔，就不會罹患吸入性肺炎。

的確，維持口腔清潔，唾液中的細菌就會減少，即使唾液流進氣管，也比較不容易引發肺炎。再者，清潔口腔時還能刺激口腔，強化口腔的感受能力。

然而，即使維持口腔清潔，也無法防止唾液流進氣管。當流進氣管的唾液增加時，就代表罹患肺炎的機率也相對提高了。而且，如果食物或飲料流進氣管，也馬上就會引發肺炎。

維持口腔清潔可以減少吸入性肺炎，但若無法維持吞嚥力，就無法真正預防吸入性肺炎發生。

當肺炎反覆發生，抗生素就會愈來愈無效

可能有些人認為，就算得了肺炎，只要用抗生素治療就會痊癒。但即使一開始抗生素的治療能有所改善，但在肺炎反覆發生之後，藥物的效果就會愈來愈差，原因有以下三點：

第一、因為**一旦肺炎反覆發生，抵抗力也會變差**。當抵抗力變差時，就算用抗生素減少細菌，疾病也不會痊癒。

第二、因為**若肺部持續發炎，組織會發生變化**。組織受傷後，在痊癒的過程中，會發生「纖維化」，所以就算傷口痊癒了，也會留下疤痕。同樣的，當肺炎反覆發生，肺部組織就會纖維化，在構造上變得更難抵抗感染。

第三、因為**出現抗生素也無效的細菌**。持續使用抗生素，細菌就會慢慢產生抗藥性。這種細菌稱抗藥性細菌，MRSA（Methicillin-resistant Staphylococcus aureus，抗藥性金黃色葡萄球菌）就是最具代表性的例子之一。只要無法正常吞嚥，吸入性肺炎就有可能不斷發生。在反覆發生的過程中，抗生素的效果就會變得愈來愈差。

窒息❶

窒息是最常發生的死亡意外

窒息指的是較大的異物不小心進入氣管，導致不能呼吸的狀況。

和吸入性肺炎一樣，窒息的原因也是吞嚥力衰退。當吞嚥的時機點不對，本來應該送進食道裡的東西，就會不小心進入氣管。如果誤入氣管的異物比較小，咳一下還能吐出來。但如果異物較大時，就會堵住氣管，氣管是空氣的通道，堵住就無法呼吸了。

空氣中的氧對腦細胞是不可或缺的，只要缺氧五分鐘，腦細胞馬上就無法運作。腦細胞死亡，就意味著人的死亡。

因此，窒息是絕對必須防止的意外。

比交通事故更可怕的窒息意外

各位是不是覺得窒息意外不太常見？電視新聞裡會

日本窒息意外的死亡人數

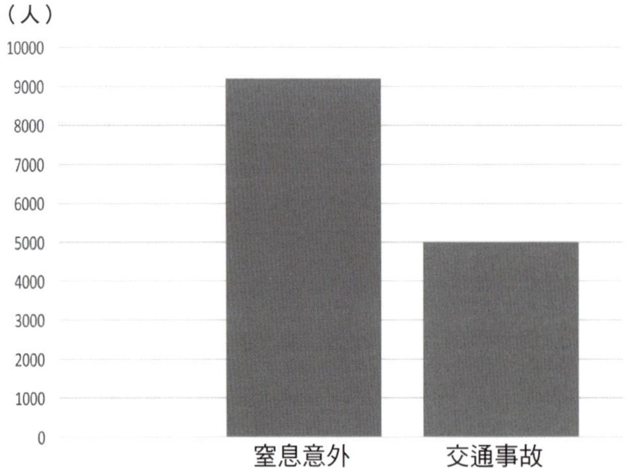

因窒息意外死亡的人數，遠高於因交通事故死亡的人數。

出處：二〇一八年日本厚生勞動省人口動態統計

報導的窒息意外，頂多就是新年很多人吃年糕時噎到，或是名人逝世的時候。窒息本身很少在社會上引起什麼話題。

可是，窒息意外在日本正逐年增加當中。二〇一七年因窒息死亡的人數為九一九四人，是意外事故中最常見的死因。而同年因交通事故死亡的人數是五〇〇四人，也就是說，因窒息死亡的人數，幾乎是交通事故的兩倍。而且，死者中八成以上都是吞嚥力已經衰退的六十五歲以上高齡者。

換言之，窒息意外增加，就是因為高齡化導致吞嚥力衰退的人增加所致。

窒息的原因

正常情況下，吞嚥的瞬間喉頭會升起，聲門（氣管的入口）會隱藏到會厭的後方，異物就不會進入氣管。

那為什麼會發生窒息意外呢？原因有以下二個：

①喉頭抬起的時間點不對

原因之一就是喉頭抬起的時間點不對。當喉頭抬起的速度變慢，或是喉嚨的感覺變得遲鈍時，喉頭就無法配合食道打開的時間點抬起，結果異物就不小心跑進氣管了。

②喉頭抬起的高度不夠

當喉頭抬起的力道變弱，會厭就無法確實地把聲門蓋住。結果就會導致異物從隙縫跑進氣管。

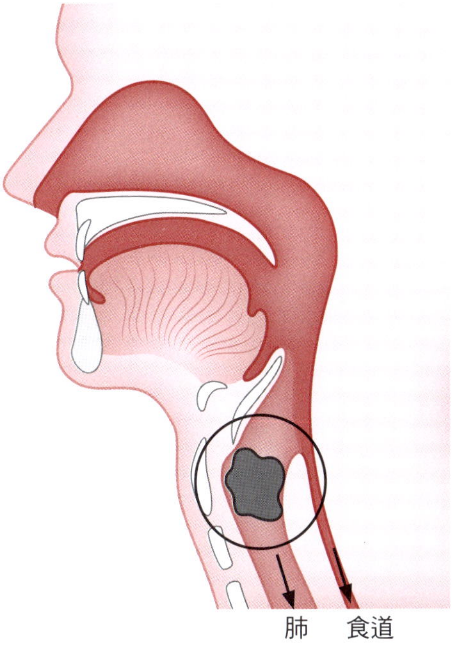

當異物堵住聲門或氣管時就會窒息。

預防誤吸、誤飲

為了避免發生誤吸、誤飲事故，請注意以下事項：

①把食物調整成適合吞嚥的大小和形狀

若要將年糕或米飯等比較有黏性的食物，處理成能夠吞嚥的大小，必須咀嚼好幾次。但隨著年紀愈來愈大，咀嚼的能力也會變差，所以往往無法咬碎成適口大小。當一大塊年糕或米飯通過喉嚨進入氣管時，因為有黏性，所以再怎麼咳嗽也吐不出來，最後就會導致窒息。

此外，糖果或蒟蒻這種比較硬且表面光滑的食物，也很容易一下子就滑進氣管，導致窒息。

②盡量吃容易吞嚥的東西

濃稠的食物較容易吞嚥，當吞嚥力因病暫時衰退時，醫師通常會請患者禁食。當疾病痊癒、要重新開始進食時，請先吃有凝聚性的糊狀飲食。

食物較為稠時，接觸黏膜的時間會變長，也就比較容易意識到喉嚨裡有食物。而且，凝聚成形的食物，在喉嚨裡不會散開，誤吸機率也會比較低。

容易吞嚥的食物具備以下特徵：

- **均質**
- **不易散開**
- **不易到處沾黏**
- **形狀容易變化**

符合這些條件的就是具有凝聚性的糊狀飲食。

只是，糊狀飲食有些水分也較多，相較於外觀看起來的份量，實際上能夠吸收到的營養較少。而且，因為口感不好，所以不是那麼美味。

容易吞嚥的方法

①專心進食

進食的時候一邊做其他的事，容易引發誤吸，若能收下巴、確實抬起喉頭，就會降低誤吸的發生機率。

②避開不易吞嚥的食物

年糕、麵包、飯糰、麻糬、蒟蒻等都是容易造成窒息的食材。切得細碎的食物在嘴巴裡會散開，也容易造成誤吸。

③選擇容易吞嚥的食物

均質、柔軟、成形的食物較容易吞嚥。

④減少每一口的份量

一次吃太多東西，容易造成誤吸。

⑤抬頭挺胸坐好

駝背時較不容易吞嚥。

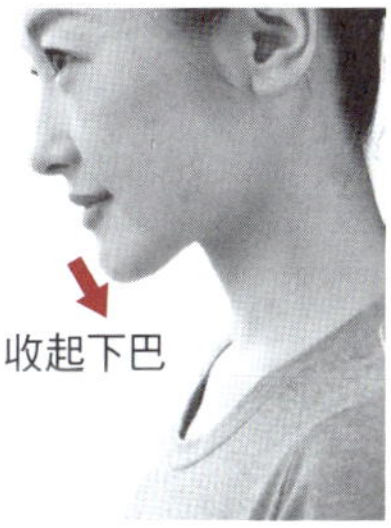

收起下巴

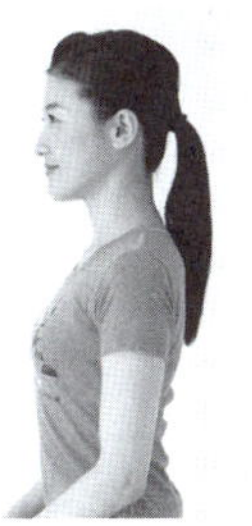

挺直背肌

因此，只靠糊狀飲食，很難攝取到日常生活所需的營養。

發生窒息時怎麼辦？

當異物堵住喉嚨時該怎麼辦？首先，請記得吐氣很重要。最簡單的方法就是拍打背部，強迫讓當事人吐氣。

哈姆立克急救法（Heimlich Maneuver），就是雙手從患者後方環繞，握拳交錯，強力壓迫腹部。透過對腹部施壓，讓橫膈膜升起，讓患者吐氣。

讓患者喝水，會把異物擠進氣管裡，得到反效果。因此，和嗆到時一樣，千萬不能讓窒息的人喝水。

當異物堵塞喉嚨時……

哈姆立克急救法

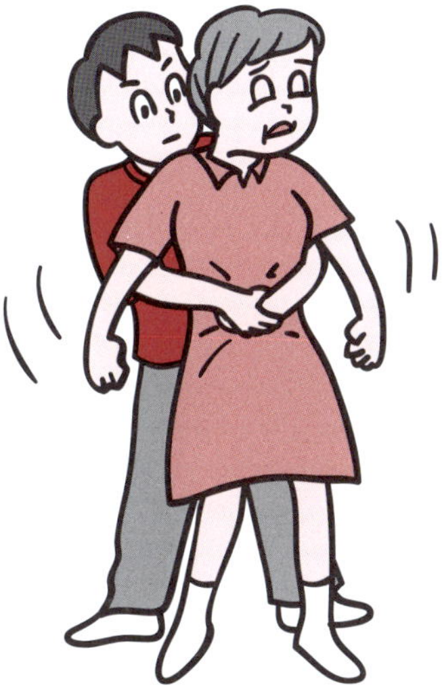

窒息③

預防誤食、誤吸藥物

你是否曾有過吃藥時藥丸卡在喉嚨或是吞不下去的經驗？

當吞嚥力衰退時，吞藥丸就會更加困難。此外，ＰＴＰ包裝（Press Through Package，又稱「泡殼包裝」）的誤食、誤吸意外也不斷增加。

吞嚥錠劑的方法

由於錠劑（Tablet）比較硬，也容易附著在黏膜上，讓有些人很害怕吞錠劑。在此要介紹輕鬆吞嚥錠劑的方法。

主要分為兩種：

①將錠劑處理到更好吞嚥

基本上，錠劑要小到某種程度才會好吞。

因此，如果是同樣效果的藥物，不妨在醫師開立處方時，請他開顆粒較小的錠劑。醫師不一定完全清楚錠劑的大小，建議到常去的藥局詢問是否有顆粒較小的藥。如有必要，也可以請藥局幫忙切割錠劑。

但若錠劑的顆粒太小，也容易黏在喉嚨上，所以請先了解什麼樣的大小自己最容易吞嚥。

有一種專門用來切割錠劑的切藥器，便宜的切藥器在平價商店就買得到。不過，有些錠劑不適合切割，這部分請先向藥劑師確認。

另外，把錠劑包在糯米紙裡沾濕，也會比較容易吞嚥。糯米紙泡水時會產生適度的黏稠性，讓錠劑較不容易黏在喉嚨。

②利用更方便吞嚥的東西輔助

錠劑不一定要搭配開水服用。相較於開水，和稍微帶點稠度的液體一起服用，反而更容易吞嚥。日本市面上有販售輔助吞藥的凍狀物，對於吞嚥力已經變差的人來說，是相當值得一試的方法。

小心PTP包裝、藥物的誤吸、誤食意外

約有一半誤吸、誤飲意外的原因，是源自於食物以外的東西。譬如假牙、PTP包裝、錠劑等。PTP包裝由於可以清楚看見內容物，又能一顆一顆擠壓出來，所以經常用來包裝錠劑或膠囊。

但若PTP包裝誤入喉嚨或氣管，會割破黏膜、造成出血，並伴隨著相當嚴重的疼痛，之前甚至發生過刺破十二指腸、造成穿孔，必須進行緊急手術的案例。此外，如果不小心誤入氣管，最嚴重會導致窒息。很多時候，小片的PTP包裝連CT（電腦斷層攝影）都照不出來，用內視鏡手術取出，也相當耗費時間與精力。因此，誤食PTP包裝很可能會引起嚴重的後果。

因為PTP包裝只有做單一方向（縱向或橫向）的摺線，只要讓它保持整片鋁箔的狀態不拆開，就不會誤食。因此，千萬不要用剪刀一顆一顆剪開，直接從整片鋁箔中擠出錠劑即可。

把處方藥物按服用分量、次數分裝之後，就無需從PTP包裝取出，非常便利。建議可以請開立處方的醫師或藥局幫忙分裝。

藥物的誤吸，多半發生在必需吃很多藥的人身上。當需要服用種類繁多的藥物時，切記不要全部一次服用，不妨分成多次，一點一點吞下較為安全。

讓錠劑容易吞嚥的方法

①選擇小顆的錠劑或口溶錠（會在口中溶解的錠劑）。

②用糯米紙包住錠劑，沾濕後服用。

③用切藥器切割（有些錠劑無法切割）。

④喝多一點水以幫助吞嚥。

⑤用濃稠的飲料幫助吞嚥。

⑥和輔助餵藥果凍一起吃。

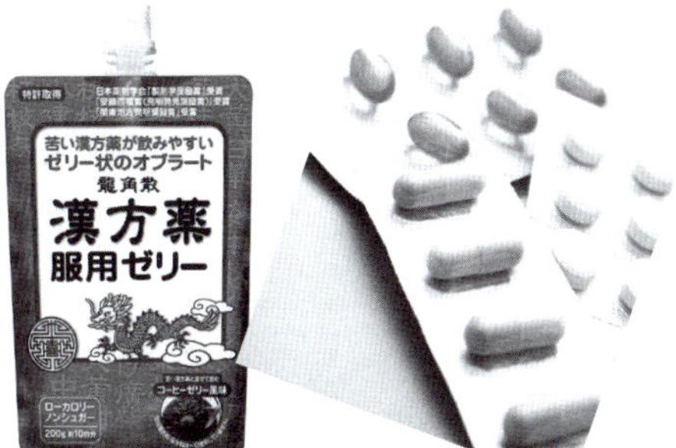

PTP包裝

吞嚥障礙的診察方式

因吞嚥障礙到醫療機構接受診察的案例中，最常見的兩種情況是：

①陷入吞嚥障礙後，併發吸入性肺炎，

②發生腦血管疾病，併發吞嚥障礙。

換言之，現況是很少有人只因為吞嚥障礙去就診，就算接受診察，也沒有明確的處理方式。罹患肺炎或急症時，首先都是先針對這部分做治療，然後才會開始進行吞嚥障礙的治療。

在醫療機構裡，通常會按照以下步驟診療吞嚥障礙：

①評估吞嚥功能，判斷嚴重程度

醫師會觀察患者吞嚥時喉嚨的動作，確認患者的吞嚥能力。

②調查原因，預測今後發展

除了老化之外，腦血管疾病或神經疾病等也可能造成吞嚥障礙，不同的原因也關係到障礙將來能否改善。

診斷治療吞嚥障礙的醫療人員

醫師 （耳鼻喉科、胃腸科、復健科等）	評估吞嚥力，指示所需的治療（主要是復健）
牙醫師	評估口腔狀況，指示口腔照護的內容
語言治療師	進行吞嚥復健
護理師	進行全身健康管理 日本也有吞嚥專科的護理師

③進行治療

吞嚥障礙是因吞嚥機能衰退所引起的，所以治療的目標在於改善機能。吞嚥障礙的治療，主要以復健為重點。

④打造治療環境

吞嚥障礙需要持續的診察與治療，必須找到可以固定就診的醫療相關人員。此外，包含家屬在內的照護人員，也必須理解吞嚥障礙。

評估吞嚥功能，判斷嚴重程度

為了詳細判斷吞嚥力，必須觀察吞嚥時喉嚨的狀態。透過了解吞嚥時的喉嚨狀態，才能明白需要什麼樣的訓練。檢查方法主要有兩種：

一種是吞嚥內視鏡檢查（Videoendoscopic Swallowing Study, VE），VE就是透過內視鏡，觀察吞嚥時喉嚨的狀態。為了更容易觀察，會讓受檢者喝下染色的果凍或水。正常吞嚥時，果凍或水會瞬間從喉嚨裡消失。但吞嚥不順暢時，果凍或水會流進聲門，或是殘留在喉嚨裡，透過內視鏡就能輕易觀察到，幾乎所有醫療機關都能運用內視鏡進行吞嚥力的評估。

另一種是螢光透視吞嚥錄影檢查（Video Fluoroscopic Swallow Study, VF）。用X光透視觀察受檢者喝下含碘顯影劑時的狀況。與VE不同，VF的優點在於能在吞下的瞬間確認喉嚨的動作。但由於設備較為龐大，且準備檢查前的測試食品較費時費力，所以不如VE普遍。

吞嚥內視鏡檢查（VE檢查）

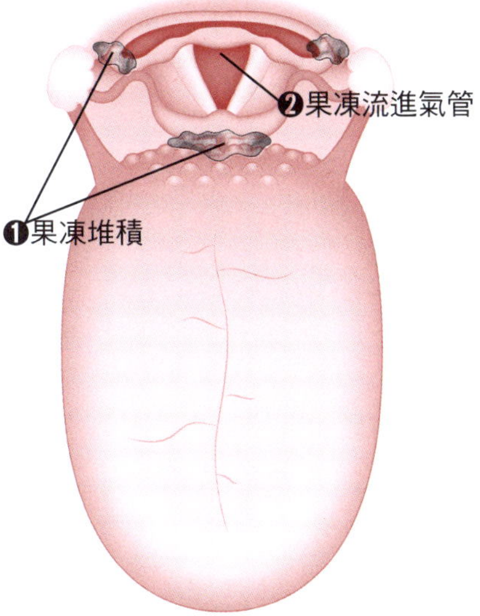

吞嚥力衰退時的狀況。

為何會發生吞嚥障礙

老化

當喉頭、舌頭的肌力或感覺衰退時，吞嚥力就會變差。但是，因老化造成的吞嚥障礙，總是要到罹患吸入性肺炎，才會被醫院診斷出來。因此接受診斷時，吞嚥力往往已經處於極為衰退的狀態。在這種狀態下，體力也已相當衰弱，要充分鍛鍊吞嚥力變得非常困難。

藥物治療的影響

抗膽鹼藥物（Anticholinergic Drug）、鈣離子阻斷劑（Calcium Channel Blockers）、三環抗憂鬱藥（Tricyclic Antidepressants, TCA）等會讓肌肉鬆弛的藥物，都會讓喉嚨或舌頭的活動力變差。此外，妨礙唾液分泌的利尿劑與抗組織胺，也會對吞嚥力造成不良影響。

腦血管疾病

腦梗塞或腦出血之類的腦血管疾病，是吞嚥障礙的常見原因。腦血管疾病約有五〇%至一〇〇%會引發吞嚥障礙。不過，腦血管疾病雖然可能導致暫時無法進食，但根據腦部受損部位與範圍的不同，靠著復健治癒的機會也較高。

因為腦部雖然受損，但與吞嚥相關的肌肉並沒有衰退。透過未受損的腦部組織發揮替代作用，是有可能讓機能恢復的。不過，由於吞嚥力已經衰退，所以與正常人相比，一旦身體狀況變差，就容易出現吞嚥障礙。

神經或肌肉慢慢受損的疾病

神經異常的疾病，也會造成吞嚥障礙。隨著醫學的發展，雖然已逐漸找到治療的線索，但治療方法仍未確立。

多數神經疾病都是慢慢惡化的，因此這些神經疾病所引發的吞嚥障礙，也是慢慢惡化且不易治癒。

- 帕金森氏症　因為腦內製造神經傳導物質——多巴胺的神經細胞減少所引發的疾病，會讓身體動作變得不順暢。
- ALS（Amyotrophic Lateral Sclerosis，肌肉萎縮性脊髓側索硬化症，俗稱漸凍人）　手腳、喉嚨、舌頭的肌肉與呼吸等所需肌肉會逐漸萎縮且變得無力的疾病，是帶動肌肉的神經受損所造成。
- 阿茲海默症　失智症的原因。

食物通道受阻的疾病

當喉嚨或食道長了腫瘤，通道受阻，食物就難以通過。

此外，若喉嚨或口內發炎，也會因為疼痛而無法進食。

根據吞嚥障礙發生的原因，吞嚥力恢復的程度也有所不同

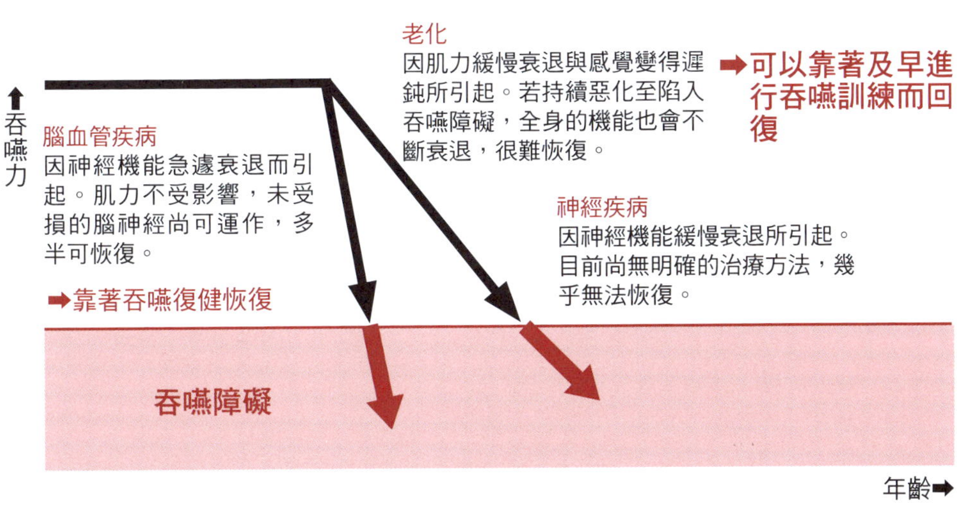
老化
因肌力緩慢衰退與感覺變得遲鈍所引起。若持續惡化至陷入吞嚥障礙，全身的機能也會不斷衰退，很難恢復。
➡可以靠著及早進行吞嚥訓練而回復
吞嚥力
腦血管疾病
因神經機能急遽衰退而引起。肌力不受影響，未受損的腦神經尚可運作，多半可恢復。
➡靠著吞嚥復健恢復
神經疾病
因神經機能緩慢衰退所引起。目前尚無明確的治療方法，幾乎無法恢復。
吞嚥障礙
年齡

如何治療吞嚥障礙

吞嚥復健

吞嚥復健主要由語言治療師來進行。語言治療師會確認醫師所做的檢查，並執行所決定的復健內容。一旦判斷從嘴巴吞嚥有困難，會先從間接訓練開始。

間接訓練指的是不使用食物的訓練。具體來說，就是用冰冷棉花棒刺激喉嚨黏膜的冰刺激，或是舌頭運動等。

當患者的身體狀況好轉，經過檢查，判斷可以吞嚥後，就會展開直接訓練。

直接訓練指的是使用食物的訓練。配合患者的吞嚥力，變換食物的形態、份量和進食的姿勢。以進食時間三十分鐘，食量的七成為復健的目標。

前文中說明過，吞嚥復健的強度不大，但要持之以恆卻沒那麼容易。

薛克氏運動

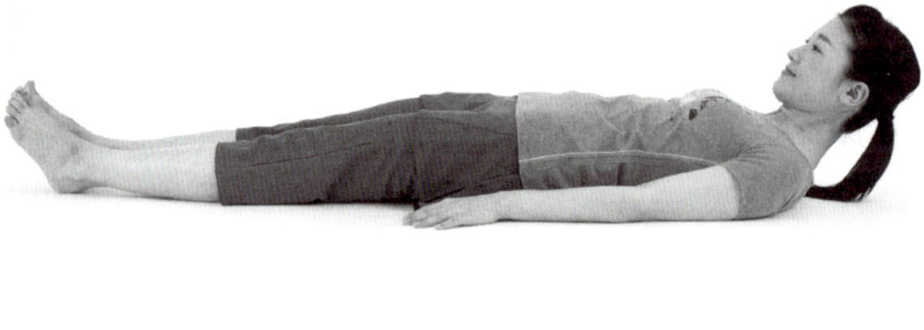

①仰躺，肩膀著地，把頭抬高到看得到腳尖的高度。
「持續抬高一分鐘後，休息一分鐘」，重複三次。
②同樣仰躺，重複頭部上下的動作，連續三十次。
①、②每天做三回，持續六週。

以薛克氏運動（Shaker Exercise）來說，這是在不使用食物的狀況下，鍛鍊頸部肌肉、改善吞嚥力的一種方法，但要持續進行訓練並不容易。因為要躺下做動作本身就很麻煩了，更別說這個動作非常累人。要持續讓患者做這項與吞嚥本身天差地遠的運動，實在是很困難。

改善吞嚥障礙的藥物

並沒有任何藥物可以改善吞嚥力本身。不過，物質P（Substance P）啟動吞嚥反射或咳嗽反射、防止誤吸的作用卻廣為人知。血管張力素轉換酶抑制劑（ACE Inhibitors）、多巴胺致效劑（Dopamine Agonists）、中藥的半夏厚朴湯等，都具有提高血中物質P濃度的效果。服用這些藥物會比較容易咳嗽，也就較不容易發生誤吸。

在食物方面，黑胡椒能促進食慾，促進吞嚥的動作。為了運用這個效果，市面上也有販賣黑胡椒貼片（Aroma Patch®），大家熟知的辣椒成份——辣椒素（Capsaicin），也同樣可以促進物質P的分泌。

手術

改善吞嚥障礙的手術，是由治療頸部惡性腫瘤的耳鼻喉科來執行。但吞嚥障礙患者多半健康狀態欠佳，以致無法接受手術。因此，少有醫療機構會積極進行手術。

手術分為兩種：

防止誤吸手術指的是，把呼吸通道與吞嚥通道完全分開的手術。最具代表性的方法就是經由手術，讓患者不是從口或鼻呼吸，而是從頸部前方開的洞（永久性氣管造口）來呼吸。不過，這個手術會切除喉頭的一部分，也就是聲帶，所以會失聲。

吞嚥機能改善手術則是提升吞嚥機能的手術。與防止誤吸手術不同，不會犧牲發聲功能。最具代表性的方法就是透過手術抬高已經下垂的喉頭位置，以利吞嚥（喉部懸吊術，Laryngeal Suspension），或是切斷變硬的咽頭肌肉，讓食物可以更順利地通過食道（環咽肌切開術，Cricopharyngeal Myotomy）。

我的吞嚥訓練與現行復健方法的差異

吞嚥體操或吞嚥復健都和吞嚥訓練一樣，目標是為了改善吞嚥力。不過，這些訓練是以吞嚥力已經極端衰退的人為對象，因此，對吞嚥力尚未嚴重衰退的人來說，強度過輕了一些。

若真的要鍛鍊吞嚥力，就必須抬起喉頭。但吞嚥體操或吞嚥復健，不是很重視這一點，而我的吞嚥訓練則是鍛鍊吞嚥動作本身以讓它更流暢。

而且，若吞嚥力還沒有徹底衰退，融入日常生活當中的吞嚥訓練，更能有效且輕鬆地強化吞嚥力。

吞嚥體操是吞嚥力極度衰退者的基礎運動

在許多老人養護機構裡，為了預防吞嚥障礙，都會教授吞嚥體操（參照94至97頁）。

吞嚥體操對於已經有吞嚥障礙的人，或是接近該狀態的人是有效的。

陷入吞嚥障礙後，頸部和嘴部的肌肉會變得僵硬，喉頭和舌頭的動作也會變得遲鈍，在日常生活中的活動也會變少。因此，用餐前，若能活動頸部和嘴部的肌肉、放鬆全身肌肉，就會比較容易吞嚥。但是，吞嚥體操的重點並不在吞嚥動作本身，也就是說，吞嚥體操自始至終都只是用餐前的暖身操，並非確實鍛鍊吞嚥力的訓練。

若吞嚥力尚未完全衰退，並不需要慎重其事的暖身操。因為，人類並非只有在進食時才吞嚥，平時也會在無意識當中不斷吞下落入喉嚨的唾液。

復健是吞嚥障礙的治療

強化吞嚥力的訓練，除了吞嚥體操以之外，還有**吞嚥復健**。吞嚥復健能強化喉嚨與舌頭因疾病或老化而衰退的機能，讓患者能重新正常飲食。

不過，吞嚥復健是為了擺脫吞嚥障礙的訓練，對預防吞嚥力衰退的訓練來說，強度還是太輕。

吞嚥復健會配合有吞嚥障礙患者的吞嚥力來決定訓練的內容。一旦完全無法進食，就有誤吸的危險，所以會先從活動頸部和舌頭、用吸管吐氣等，不使用食物的訓練開始。使用食物訓練時，則會運用具凝聚性、容易吞嚥的食材，這一定需要旁人協助。換言之，吞嚥復健通常是在吞嚥力極端衰退時進行。

根據吞嚥力不同，改變訓練的強度

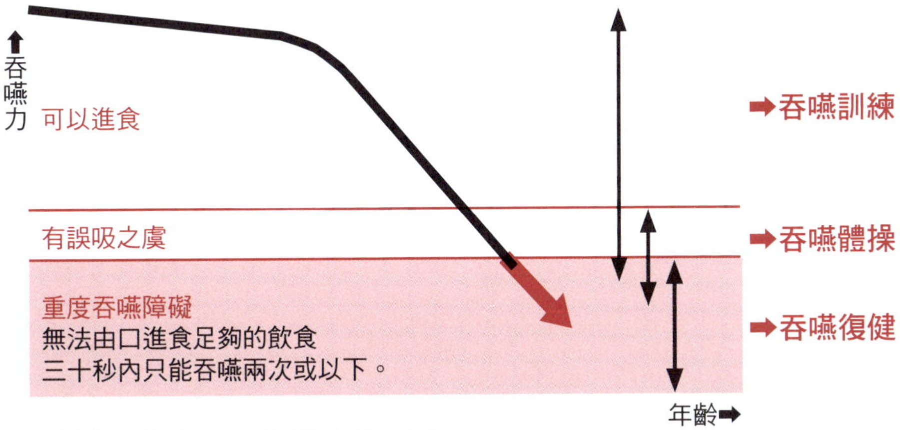

掌握吞嚥力，進行適合的訓練

點滴、鼻胃管

透過點滴補給營養

透過點滴的營養補給有①**周邊靜脈營養**（Peripheral Parenteral Nutrition, PPN）與②**全靜脈營養**（Total Parenteral Nutrition, TPN）。

周邊靜脈指的是手臂或腳的血管。在這些血管注射富含營養液的點滴時，會引發血管炎（Vasculitis），因此周邊靜脈注射雖然可以補充水分或營養，但無法充分補給足以維持生命所需的營養。

全靜脈營養指的是，在上大靜脈或下大靜脈這類大血管裡插入導管（細管），注射富含營養液點滴的方法。由於只靠點滴就能補給必要營養，所以被廣泛採用，但也被指出有所弊病。

因為，若長期使用全靜脈營養，腸胃的黏膜會愈來愈萎縮。

人類身體的器官都要靠活動維持正常，當食物完全不進入腸胃時，腸胃就無法發揮消化的機能，進而逐

由口進食之外的營養攝取方法

①周邊靜脈營養（在手臂或腿的末梢血管進行點滴注射）
無法給予充分的營養

②全靜脈營養（在大血管注射點滴）
若長期持續，會對腸道造成負面影響

③經由鼻胃管的營養補給
鼻子或喉嚨會覺得不適，妨礙吞嚥

④經由胃造口的營養補給
一直無法吞嚥，最終變成維生系統的一部分

漸退化。

此外，我們的腸道裡還有腸內菌叢，能增強免疫機能，或是防止病原菌繁殖。但當腸胃不運作時，腸內菌叢就會滅絕，對身體造成不良影響。

鼻胃管灌食

長期持續經由點滴補給營養對身體不好。因此，若是一星期至一個月左右的短期進食障礙，一般都會採行從鼻子插入導管直至胃部的方法。由於較容易插入，因此廣為使用。

不過，鼻胃管灌食也有以下缺點：

①鼻子裡有導管會造成不適
②導管一直放在體內會變髒
③因為插有導管，反而變得不易吞嚥

因為從口腔插入導管時會引發咽反射，病患會想把導管嘔出來，從鼻子插入較不容易引發咽反射，所以比較容易插入。

鼻胃管只有在補給營養時使用，所以本來就不需要一直放在鼻子裡面，但一般不會在每次要進食時才從鼻子插入。

插入鼻胃管，應由醫師或護理師執行。因為若導管不小心進入氣管，會造成嚴重的後果。為了確認鼻胃管是否插入，必須把空氣打入管內，用聽診器聽聲音，並且用X光確認鼻胃管前端的位置，但若要在每次用餐前做這些事，似乎有些不切實際。

經由鼻胃管補給營養

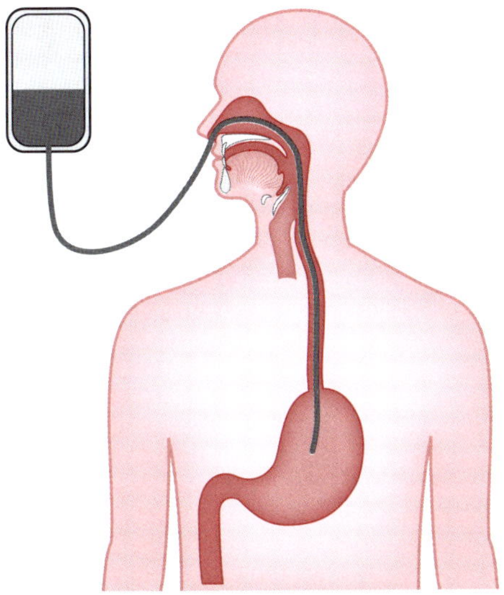

胃造口

若長期經由胃造口攝取營養，會導致進食能力衰退

胃造口指的是在腹部開一個洞，把流質食物直接送入胃部的方法。

胃造口自一九九五年開始在日本普及。由於是直接將食物灌入胃中，所以不用擔心會誤吸，與全靜脈營養相比，更能長期裝設在身上，相較於全靜脈營養或鼻胃管灌食，管理上相對容易，因此很快地便廣為採用。

胃造口是讓無法由口進食者能夠安全攝取營養的方式。然而，由於能夠輕易地補充營養，一旦判斷很難由口進食，就馬上安裝胃造口，很多時候就不會再設法讓患者以口進食了。而當患者不再努力由口進食，咀嚼或吞嚥的能力便更加衰退。

結果就會導致愈來愈多人在幾乎沒有意識的情況下，經由胃造口補給營養、長期臥床。

在日本，一般很少徹底了解當事人想如何度過臨終期的想法，因此很多時候，胃造口都是在當事人意志還不明確的狀況下就裝上了。

關於尊嚴死的議題，原本是需要好好深入討論的，但在一般大眾還搞不清楚尊嚴死和安樂死有什麼差別的狀況下，要解決這個倫理上的問題似乎依舊遙遙無期。（注※）

裝設胃造口後，進行吞嚥訓練仍然非常重要

因此，國家開始要求醫療機構，不要輕易地安裝胃

造口，而是要確實進行吞嚥機能評估與吞嚥復健。

日本二〇一四年度診療報酬[3]的修訂中，胃造口術的診療報酬大幅縮減，反而針對①在安裝胃造口之前，進行吞嚥機能檢查，②確實告知患者與家屬今後的醫療方針，③術後確實進行吞嚥評估與訓練，三種狀況給予比較高的報酬。國家政策的修正也顯示了，不是光做胃造口就好，更重要的是要盡量經口攝取食物。

或許各位會覺得，安裝胃造口之後，就無法由口進食了。事實上，安裝胃造口後，若可以一邊確實補給營養，一邊同步進行吞嚥訓練，還是有可能把胃造口關上的。

若是能夠治癒的疾病，當無法經口攝取食物時，就必須確實補給營養。因為若營養不良，全身狀態變差，由口進食就會變得更加困難。所以，醫師必須盡可能及早做出處置，讓患者能確實補充營養。

胃造口是重要的選項，只有在安裝胃造口後就不再努力練習經口進食的情況下，胃造口才會造成問題，暫時性胃造口並沒有什麼不好。

胃造口

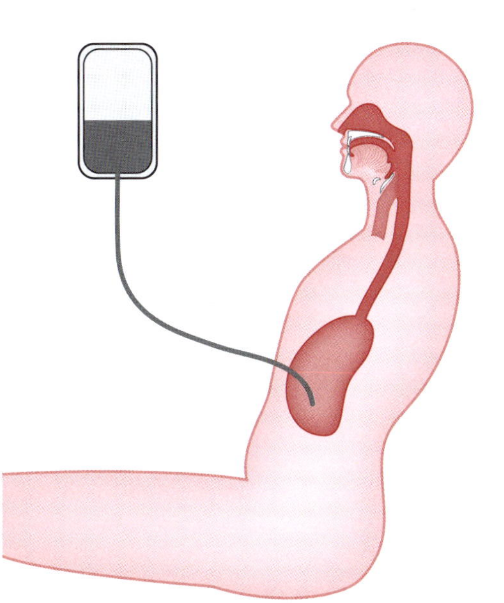

※尊嚴死與安樂死

尊嚴死指的是不做延續生命的處置，也就是說，不以延續生命為目的裝設胃造口，或是實施人工呼吸，讓當事人有尊嚴地迎向死亡。換言之，所謂尊嚴死指的是自然死亡，尊嚴死雖然不進行任何延命處置，但會進行使用止痛藥等緩和症狀的處置。

安樂死則是藉由醫師的積極醫療行為，讓患者死亡。安樂死的時間與方法都有明確規定，譬如「A醫師在二〇一五年九月九日九點九分，在靜脈注射了硫噴妥鈉（Sodium Pentobarbital）」。

註：

3 診療報酬，指的是日本國民健康保險或健康保險公會等對醫療行為所支付的對價報酬。

面對吞嚥障礙的新嘗試

預防吞嚥障礙重症化的診斷與治療

過去的吞嚥診療，都是先由醫師進行檢查，判定患者吞嚥力的程度，再由語言治療師執行調整飲食形態等的復健。然而，到了接受此治療的階段，患者的狀態已經惡化，絕大多數都無法理解關於吞嚥的理論，也無法積極進行提升吞嚥機能的訓練了。

因此，為了進行與以往不同的診療，二〇一五年我在神鋼紀念醫院開設了新的門診。

這個門診有兩個特徵。首先，我們會使用動畫或影片，讓患者理解吞嚥的原理。第二個是，會用內視鏡進行教育。在以往的診療裡，就診者使用內視鏡是為了評估患者的吞嚥機能。但當我們能讓患者親自藉由內視鏡畫面確認喉嚨的動作時，患者格外容易理解吞嚥動作，也更容易訓練喉頭的動作。

以往的吞嚥診療裡，醫師只做檢查，實際的復健由語言治療師執行。但在我成立的吞嚥訓練門診裡，是醫師使用內視鏡來進行吞嚥動作的衛教。

要接受這樣的診療，患者必須具備足以理解說明的理解力。因此，認知功能異常的人，或者因肺炎等疾病全身狀態不佳的人，就無法到這個門診就診。來看這個門診的人，多半都是自立程度較高的輕症患者。不過，重症患者若能夠充分進行溝通的話，也是能來就診的。

我也預計將在這個門診獲得的知識與經驗，以學會發表或論文的形式公開，希望對今後的吞嚥診療有所助益。

就診的流程

初診

①先進行問診，用問卷等確認症狀。
②用內視鏡評估患者的吞嚥機能，以及是否有腫瘤等疾病。
③用內視鏡確認喉嚨的動作，用動畫等說明吞嚥的原理。
④用內視鏡確認喉頭活動的程度，說明符合患者狀態的訓練方法。

三～六個月之後

①一個月一次，用內視鏡評估吞嚥機能與吞嚥動作，確認病況的變化。
②確認已經能做到抬起喉頭並維持不動後，再度進行問卷調查。

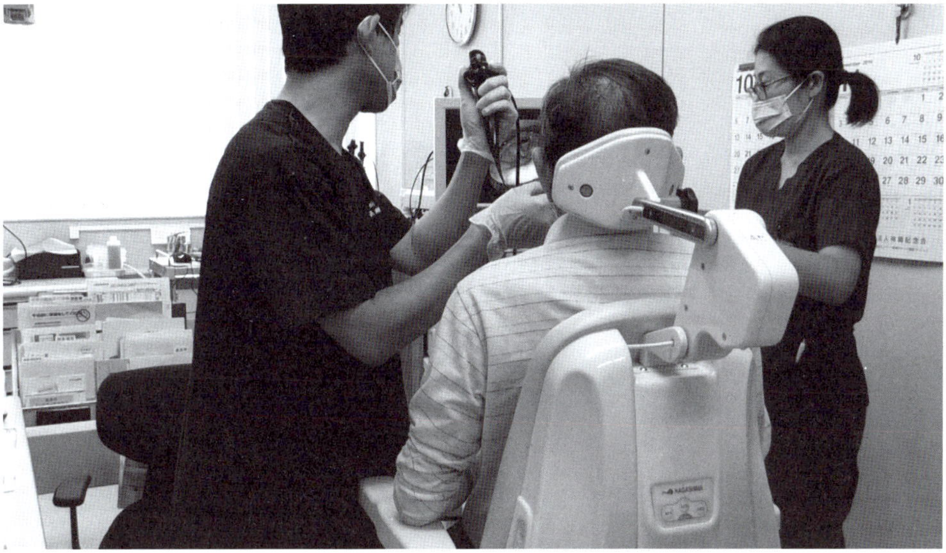

神鋼紀念醫院的吞嚥訓練門診採完全預約制（限額六人，每週四上午，需要介紹信）。關於其他相關的機構，請參照日本吞嚥訓練協會的網站http://www.enge.or.jp/。

吞嚥訓練協會

透過多職類的合作預防吞嚥障礙

為了確立吞嚥障礙的預防方法，並進行普及推廣活動，我在二〇一七年創立了一般社團法人吞嚥訓練協會。這個協會提供相關支援，以培育能夠指導吞嚥訓練的講師，並讓他們能在全日本各地活動。

吞嚥動作光靠語言很難理解，指導時必須「可視化」。協會為了讓大眾理解吞嚥動作，運用影片和動畫等媒介，製作了淺顯易懂的教材。講師藉由運用這些教材，就能進行更有效率的指導。

此外，協會也提供能讓講師舉辦活動的場地。請各地的文化中心或團體，規劃能進行衛教的場合，再由協會介紹認證講師前往指導。也運用網路進行線上的指導。

協會不僅對講師提供支援，也使用網站或社群媒體進行推廣活動，以讓更多人知道協會的活動。同時在YouTube上，也深入淺出地說明了協會推薦的訓練方法與理論[4]。此外，協會也對指導的效果進行驗證。由協會主導，在學會進行論文發表等，以建立吞嚥訓練效果的證據。

一說到「吞嚥」，很容就與「高齡者」連結在一起，但本協會一直倡導為了預防，應早期介入的重要性，比起高齡者，更要增加對年輕世代，尤其是兒童的指導。預防醫療是即使非醫療專業人士也能投入的領域。協會在推動各項活動時，都希望能突破吞嚥訓練較不為人知、難以親近的形象，進一步擴展吞嚥訓練的領域，邀請不同世代和領域的人一同來參與。吞嚥訓練還在發展中，需要各式各樣構想與靈感。

若對協會活動有興趣的人，請裡用協會網站（http://www.enge.or.jp/）上的「聯繫我們」與協會聯絡。

註：

4 Youtube 影片網址為：https://www.youtube.com/@staenge。

吞嚥訓練協會的活動

衛教方法的確立與評估

- 指導方式的改良
- 製作學員容易理解的教材
- 學會發表與撰寫論文及其支援

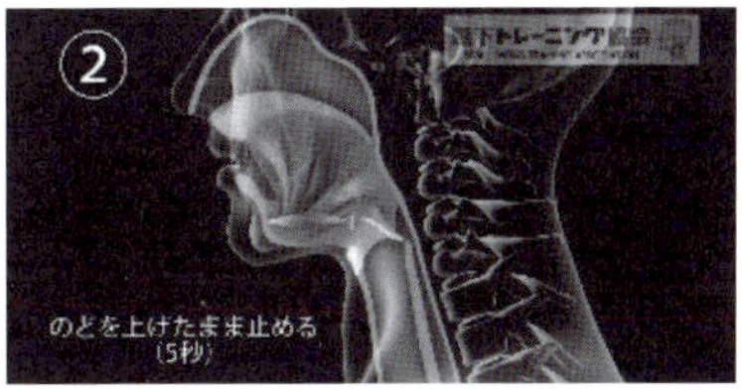

培育認證講師

- 四十八位認證講師（二〇二〇年三月三十一日）
- 認證講師涵蓋耳鼻喉科醫師、牙醫、語言治療師、聲音教練（vocal coach）等多職類
- 每年舉辦四次研習會（神戶、東京）
- 為指導者舉辦講座

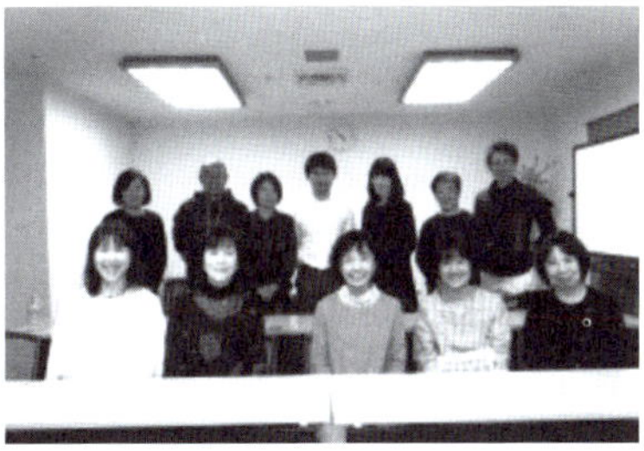

打造衛教場地

- 支援在文化中心或醫療機構的衛教
- 提供在教室、演講時所使用的影片、插圖等

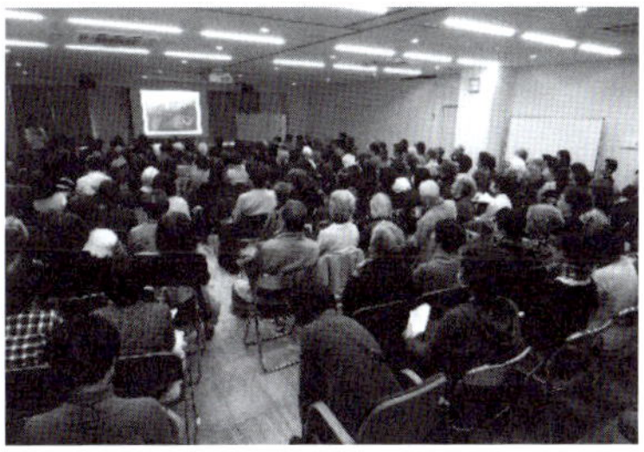

推廣活動

- 製作官網和手冊
- 舉辦演講或活動
- 出版書籍
- 為電視、新聞、廣播等媒體提供協助

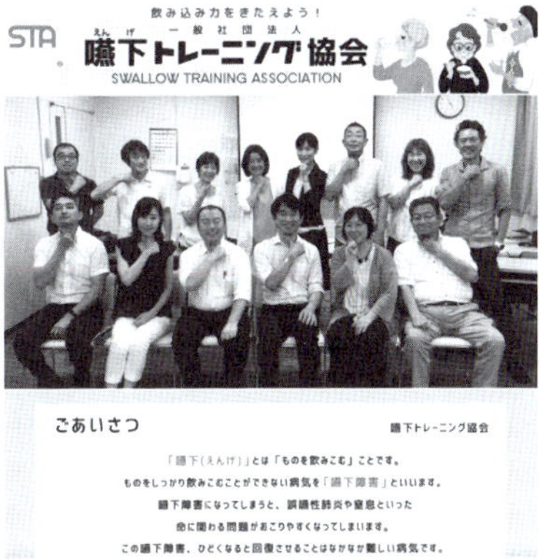

結語

現在這個時代，能夠由口進食已不再那麼理所當然。並且大家已經漸漸體會了這個事實。吞嚥障礙的確正向所有人逼近，但預防的方法卻尚未確立。與步行障礙不同，我們還不清楚該怎麼做才好。在即將邁入超高齡化社會的日本，如何預防吞嚥障礙是更為重要的課題。但目前大部分稱之為預防吞嚥障礙的訓練，都是直接挪用現有的吞嚥復健。且這些訓練用在預防的效果都尚未證實，也有待商榷。

身為一名耳鼻喉科醫師，我希望能多少改善這樣的狀況。

如果大家覺得只做發聲練習或按壓額頭仍然不夠，而這本書能對您有所幫助，我將備感榮幸。

為了預防吞嚥障礙的各項嘗試，都還在發展當中。

衛教方法雖已大致成形，但驗證效果的研究和推廣活動仍十分不足。

今後也會努力增加更多贊同我們理念的夥伴，並一起努力精進。

最後，要感謝協助推廣吞嚥訓練，一般社團法人吞嚥訓練協會的各位。也要謝謝 Studio Palam 與 MATES universal contents 的各位在出版上的鼎力相助。

二〇二〇年九月十七日　浦長瀨昌宏

《高齡者的吞嚥障礙診療方法》西山耕一郎　中外醫學社
《支援『由口進食』——居家攝食、吞嚥障礙、口腔護理》新田國夫編　南山堂
《透過CG與機能模型就一目瞭然！攝食、吞嚥與誤嚥障礙的原理》里田隆博　戶原玄監修　醫藥出版股份有限公司
《一本書讓你了解吞嚥障礙》藤島一郎監修　講談社
《從大腦就知道　攝食、吞嚥障礙》馬場元毅　鎌倉彌生　Gakken
《運用頸部聽診法的吞嚥評估手冊》大野木宏彰　medica 出版
《高齡者的吞嚥障礙》木村百合香　MBENTONI　全日本醫院出版會
《高齡者反覆顯性誤吸病例之臨床研究》桂秀樹等　日老醫誌
〈第七屆厚生科學審議會預防接種、疫苗分科會預防接種基本方針部會　議事錄〉　平成二十七年高齡社會白皮書　內閣府

吞嚥力【全新增訂版】
——吞嚥力尚未衰退前，就該進行的吞嚥訓練，一天5分鐘，快樂吃到老

のどを鍛えて誤嚥性肺炎を防ぐ! 嚥下トレーニング1日5分で「飲み込み力」に差がつく!

作　　者　浦長瀨昌宏
譯　　者　陳光棻
封面設計　萬勝安
責任編輯　張海靜
行銷業務　王綬晨、邱紹溢、劉文雅
行銷企劃　黃羿潔
副總編輯　張海靜
總 編 輯　王思迅
發 行 人　蘇拾平
出　　版　如果出版
發　　行　大雁出版基地
地　　址　新北市新店區北新路三段207-3號5樓
電　　話　02-8913-1005
讀者服務信箱 E-mail　**andbooks@andbooks.com.tw**
劃撥帳號　19983379
戶　　名　大雁文化事業股份有限公司
出版日期　2025年3月
定　　價　460元
I S B N　978-626-7498-72-9（平裝）

歡迎光臨大雁出版基地官網
www.andbooks.com.tw

國家圖書館出版品預行編目（CIP）資料

吞嚥力：吞嚥力尚未衰退前，就該進行的吞嚥訓練，一天5分鐘，快樂吃到老／浦長瀨昌宏著；
陳光棻譯. -- 二版. -- 新北市：如果出版：大雁出版基地發行, 2025.03
面；　公分
譯自：のどを鍛えて誤嚥性肺炎を防ぐ！嚥下トレーニング1日5分で「飲み込み力」に差がつく！
ISBN 978-626-7498-72-9（平裝）
1. CST：吞嚥困難　2. CST：健康照護

415.51　　114001051